U0080849

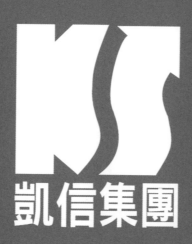

凱信集團

用對的方法充實自己，
讓人生變得更美好！

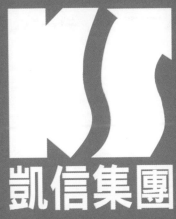

凱信集團

用對的方法充實自己，
讓人生變得更美好！

Q版 插畫圖解

怪醫鳥博士的 泌尿醫學院

36道 你一定要知道的 常見泌尿問題

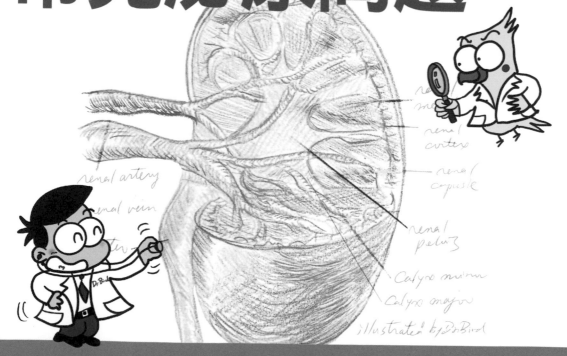

被醫療埋沒的天才畫家

李經家　高醫大附設醫院泌尿部主任／高醫大泌尿科副教授

　　當我聽到詹醫師要出書了！我第一個反應就是很想趕快買一本，而且還很想要買來送人！因為我知道受贈者一定會喜歡這本書，這份禮物……

　　詹醫師在我心中一直是位多才多藝的學長，除了有專精的泌尿科知識之外，醫學以外的領域更是博學多聞、涉獵廣泛！底子裡面，更是一位重視生命、愛好自然、關懷社會的好醫師。

　　他是一位被醫療埋沒的天才畫家！

　　外科系的醫師常常需要紀錄病歷、畫手術紀錄。當初詹醫師在醫學中心和我們一起工作時，他的手術紀錄總是能漂亮而清楚的描繪出病灶及手術的方法，讓其它醫師只能嘆為觀止！

　　後來他離開醫學中心後，更有時間追尋他的繪畫夢，我們也因此能開始欣賞更多他以醫療背景所繪製的漫畫。

　　有專業泌尿科的醫療知識，再加上有繪畫表達能力的醫師，目前真是無人能出其右，未來也很難有找到此能力和條件的人。

　　因此，我們非常高興他的創作真的出版了！

　　這本以漫畫圖解輕鬆方式來介紹泌尿科疾病的書本，很可能是空前

絕後的巨著，相信所有讀者一定可以在愉快的氛圍下，輕鬆的去了解泌尿科的疾病。

個性與專業融於詼諧活潑筆觸下的醫界奇才

吳文正　台灣泌尿科醫學會理事長／高醫大附設醫院副院長／
高雄醫學大學醫學系教授

　　醫界裡總有一些奇才，除了動腦外，也喜歡沉浸於動手的樂趣，而其中最高段的是將生活的甘苦，化為曼妙漫畫來自娛娛人。

　　在我所認識的達人中，除了我們的老師－沈茂昌教授（他出過好幾本漫畫集）外，就屬詹皓凱醫師最高竿，而且是青出於藍、而勝於藍。

　　詹醫師於 1994 年進入高醫泌尿科接受專科訓練，彼時，我們很快就發現他是一位奇才，而立體又生動的手術紀錄是他的絕活。

　　在辛苦的手術結束後，看見他的手術紀錄，馬上精神一振，我常常覺得：怎麼有人可以把一件複雜的事，用筆就能繪出如此生動的紀錄？

　　他當住院醫師的那個年代，剛好是我們高醫為了給膀胱腫瘤患者更好的生活品質，開始發展根除性膀胱手術與人造新膀胱的辛苦歲月。這個手術是把膀胱整個摘除後，利用腸或胃來做成新的膀胱，讓患者不用因為膀胱摘除而必須長期忍受導尿之苦。

　　這手術相當複雜，但詹醫師的手術紀錄，卻總能生動而精確地呈現手術過程，他的手術圖是我每每手術近 10 小時疲累後的精神食糧！除了宛如素描般手術紀錄，詹醫師樂觀幽默的個性，更從他的漫畫表現無遺。

高醫為了醫師的養成，除了紮實的手術訓練以外，每週有兩次晨會，除了重要病例討論以外，當天負責的住院醫師摘要醫學論文讀給大家聽，然後由資深醫師補充說明（comment）。有一次，詹醫師準備論文，我負責 comment，那篇論文是說「如果病人頭高腳低狀態下接受體外震波，是不是結石更容易排出？」。

　　結果詹醫師把文件發給大家，我一看不禁莞爾，他在刊頭加了個漫畫，他把我們的碎石室技術員畫成穿皮衣、吊帶襪，拿著皮鞭的女王，對倒立被綁在碎石機上的病人說：「這樣排石效果比較好！」。

　　敢在晨會論文上加漫畫，可是「前無古人、後無來者」，他的幽默由此可見一斑。

　　人生有很多面向，詹醫師把行醫生涯的點滴，以詼諧而活潑的筆觸化為一幅幅的漫畫，精彩的刻劃泌尿科行醫生活和知識，讓人會心一笑。

　　獨樂樂不如眾樂樂，相信他的著作能帶給更多人歡樂，也能推廣更多泌尿知識給大家，這正是我覺得必須參與其大作出版與大力推薦的主因。

　　提醒您：有空之餘，別忘了一同來欣賞鳥博士的新書，包您不僅陶冶性情又能享受另一番人生樂趣。

像極愛情的泌尿好書

吳家德 NU Pasta總經理／暢銷書作家／知名演說家

認識鳥博士的緣分非常神奇有趣。

起因他加我臉書，傳了一段私訊給我。

他說：「那天簽書會我就坐在您後方，很高興認識您，不知有沒有榮幸加您為友？我是喜歡畫漫畫的泌尿科醫師詹皓凱。」

收到這種訊息，我都會加。更何況是名醫，當然要加。因為這種人非常有禮貌，懂得自我介紹。

原來當天的緣分是我們一起參加共同好友歐陽立中老師的簽書會。他聽到歐陽老師介紹我時，遂興起認識我的念頭。但，你以為促成我們認識的媒人是歐陽老師，那可只對了一半喔。

在我們加了臉書，也通上電話後的沒幾天，我們就約時間見面了。

皓凱告訴我，有一回他到銀行辦理業務時，銀行的行員竟然向他提到我，告訴他，我是一位斜槓（金融、餐飲、作家）大叔，可以去看看我的臉書。就這樣，皓凱抱著好奇心刷過我的臉書，也是友誼的濫觴。而歐陽老師場子的共聚，讓他感覺時機已成熟，向我告白（大誤）。

我們一見如故，彷彿早已是多年好友，可以天南地北的暢談人生。我對他最感興趣的是：為何他愛畫漫畫。他告訴我，畫漫畫是他的解憂藥，

更是帶來樂趣的小藥丸。而讓我更敬佩的是，他把畫漫畫的功力植入醫學常識，在臉書上分享給粉絲，讓他的按讚數常常破千，叫好連連。

　　能把興趣（畫漫畫）與工作（當醫師）結合，絕對是幸福的人。而讀者若能從看漫畫的樂趣當中，了解並吸收泌尿科的相關知識，更是幸福加倍的人，這不僅像極了愛情，也是鳥博士的衷心期盼。

不曾讀醫學保健書的我，
竟笑著讀完這本書了

歐陽立中 暢銷作家／爆文寫作教練／Super教師

我很愛讀各類型的書，除了「醫學保健類」。一來，覺得自己還沒到需要養生的年紀；二來，書裡太多專有名詞，讀起來沒那麼有趣。直到認識鳥博士，我才開始漸漸改觀。

最初認識鳥博士是在網路上，他讀了我寫的教育散文，深受感動，特別傳訊息跟我致意。另外，他也跟我分享他畫的漫畫，甚至還跑去參加漫畫比賽。一直以來，我對醫生的印象就是非常忙，忙到沒時間休息。可是鳥博士不一樣，除了看診助人之外，他保有自己生活的一方天地。他養鳥賞鳥、也熱衷畫漫畫。我時常瀏覽鳥博士的臉書粉專「Dr.Bird」，他的漫畫類型很多，有分享看診經驗、有成語猜謎，最吸引我的就是「泌尿醫學知識漫畫」。所以，當鳥博士告訴我，他的新書《怪醫鳥博士的泌尿醫學院：36 道你一定要知道的常見泌尿問題》要出了，我簡直望眼欲穿啊！

咦？等一下，你不是說你對醫學保健沒那麼感興趣嗎？對，但這就是鳥博士厲害的地方了。他有專業的知識，卻懂得用輕鬆的筆調、逗趣的對白、清楚的圖解，把生硬的醫學知識，講到讓你秒懂。尤其，泌尿科的知識，因為涉及隱私部位，常常是許多人避而不談的。我只記得，小時候，

小男生們常拿「割包皮」開玩笑，但為什麼需要割包皮？怎麼清潔鳥鳥？包皮怎麼割？就不是小男孩們在意的了，甚至連男孩的爸媽也搞不清楚。於是我們對泌尿知識，永遠都像隔了層紗，不知預防，也無從察覺，等到問題發生時，才病急就醫。

　　如果你有孩子，重新給自己一次機會吧！鳥博士的新書，絕對顛覆你對泌尿知識的認知。像是要怎麼樣幫兒子清潔鳥鳥？絕對不是有洗就好；又像是怎麼幫兒子推包皮，又不會讓他抗拒？鳥博士用三字口訣搞定：「推、抹、撐」。再像是哪些狀況需要割包皮？鳥博士告訴你：「常常發炎、開口太小、包皮太長、有卡到過」。

　　當然，關於女性的泌尿知識，鳥博士也是不遺餘力給解方。像是許多婦女會有尿失禁的問題。鳥博士先用漫畫告訴你原因，再教你用「凱格爾運動」預防尿失禁。

　　我想起方孝孺的經典文章〈指喻〉，在講有個叫鄭仲辨的人，身體健壯，直到有天拇指長了顆疹子。起先他不以為意，直到拇指腫到痛得受不了才求醫。醫生告訴他，一開始有症狀就來，一天可痊癒；但現在病症蔓延，最少也要三個月才恢復。方孝孺以此來談天下之事，都必須防微杜漸。

　　泌尿知識也是如此，問題不會因為我們不敢談、不在意而消失；反而會在我們最不注意之時，給我們迎頭痛擊。好在，我們有鳥博士，敢說、敢寫、敢畫，帶你跟泌尿知識直球對決！

目錄 Contents

這樣子講醫學，任何人都能懂！

「下列什麼病會導致重症肌無力？

A. 阿茲海默症　B. 腎腫瘤　C. 胸腺瘤　D. 帕金森氏症」

不知道對不對？正常！鳥博士當年也一頭霧水，因為這一題不在那次考試範圍內！

「先跳過……等等再來猜。」

鳥博士邊 OS 邊先寫別題時，腦中卻浮現了一格漫畫畫面：

怪醫黑傑克帥氣地大聲說著：「那孩子得了重症肌無力！今天必須做『胸腺摘除』手術。」

Bingo ！答案應該是：Thymoma 胸腺瘤！

醫學博士漫畫家「手塚治虫」救了鳥博士一題。

考完試，鳥博士回想起「怪醫黑傑克」裡面精確的疾病描述和精彩手術場面，居然能讓已經好幾年沒看這部漫畫的鳥博士回想起正確答案！

「圖像思考」真是記憶的王道啊！回家又把黑傑克全集找出來看。

「好精采啊！要是醫學書都像這本漫畫，那醫學就很容易上手啊！」

讀醫學院時才發現自己會畫漫畫的鳥博士，心裡燃起「以後我也要用漫畫介紹醫學」的小小願望。

但理想很豐滿，現實很骨感！畢業之後當住院醫師，忙到翻，這個小小夢想就先擱著了。

一直到了當總醫師時，那時剛跟著教授完成了「威而鋼上市前全球人體實驗－臺灣組」的實驗。這個革命性的「藍色小藥丸」一上市，在全球掀起了話題，每天各種新聞和話題不斷，身為實驗第一線人員的鳥博士，也常被邀請為這個藥擔任講師。

　　因為這個藥太有趣了，也刺激了鳥博士的腦子，搞笑畫面一直浮現。

　　「用有趣的漫畫當說明好了？」於是鳥博士又拿起畫筆，開始畫漫畫。沒想到畫出興趣來，還在報紙上發表，天天畫、天天投稿……這樣畫了7年、2000多幅，樂此不疲。診所的手術說明和術後衛教，鳥博士也用漫畫來表現。漫畫的好處是圖文並茂，簡單易懂；甚至有時門診遇到小朋友緊張，隨手畫張圖給他，小朋友就開心了。只是有時會遇到小朋友一張不夠，還要多畫幾張讓他拿回去給哥哥、姊姊的情況。

　　鳥博士20幾年的門診經驗是：絕大多數的人對於醫學都是比較陌生的，常常連什麼症狀要看什麼科都不是很清楚，更遑論對醫生的診斷或說明能夠充分了解。

　　用最通俗的文字加上漫畫，應該可以幫助更多的人增加對醫學的了解；而醫學與我們的生活息息相關，經常增進醫學知識絕對是必要的！

　　衷心期望你會喜歡這本很「另類」的泌尿醫學圖文書！

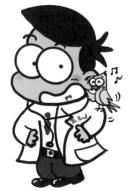

Q 01　你對泌尿系統認識多少？

A：「醫生，膀胱炎不是應該看婦產科嗎？」

「醫生，為什麼痔瘡不是看泌尿科？」

「醫生，腎結石長在腎臟，不是該看腎臟科嗎？」

類似的問題，鳥博士常常被問到。

　　這顯示了一般人對醫學的看診分類，常常還是不大清楚的。今天就為大家好好解釋一下，什麼病找泌尿科比較「專門」；什麼科就不歸泌尿科「管」。

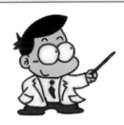 泌尿科「管」哪些器官？

　　泌尿科涵蓋的範圍，由上而下是：腎上腺、腎、腎盂、輸尿管、膀胱、尿道。

- **男生**

　　多了生殖系統：陰囊、睪丸、副睪、攝護腺、精囊、輸精管、陰莖等等。

- **女生**

　　生殖系統包括：**卵巢、輸卵管、子宮、陰道，則是屬於婦產科的範圍。**

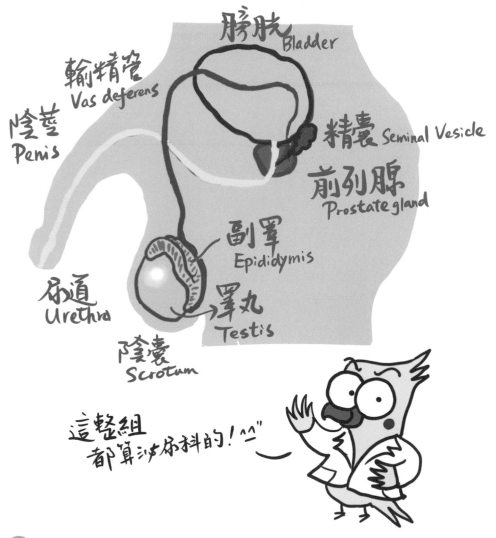

膀胱 Bladder

輸精管 Vas deferens

精囊 Seminal Vesicle

陰莖 Penis

前列腺 Prostate gland

副睪 Epididymis

尿道 Urethra

睪丸 Testis

陰囊 Scrotum

這整組 都算泌尿科的！ ^^"

❓ 腎上腺不是內分泌科的範圍嗎？

沒錯，但是如果腎上腺需要手術治療時，是由泌尿科醫師來執行的。

例如，內分泌科醫師發現患者的腎上腺有腫瘤，比方常造成嚴重高血壓的嗜鉻性細胞瘤，就會照會泌尿科做切除手術。這個手術開起來，也是很刺激，因為嗜鉻性細胞瘤如果多碰它幾下，病患血壓立刻會飆到 200 毫米汞柱

以上。所以開這個刀，我們都會小心翼翼地、非常溫柔地把這腫瘤輕輕分離，然後再輕輕摘除。

❓ 腎結石為什麼是看泌尿科？

也許你會問：「不是有腎臟科嗎？」

腎臟科屬於內科，所以主要是照顧患者的腎功能和其他內科疾病，像俗稱洗腎的血液透析，就是腎臟科的主要範圍。所以如果腎臟的疾病，是需要外科治療的話，像結石、腫瘤、腎水腫、膿瘍等等的，就會由泌尿科處理。

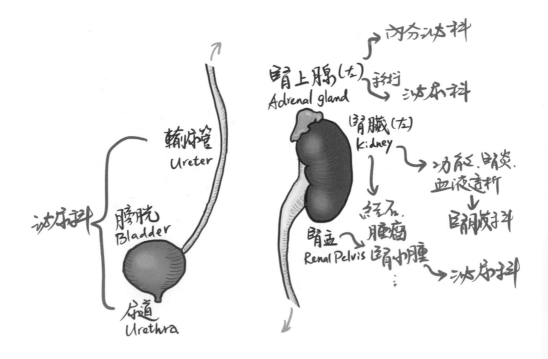

? 女生泌尿問題呢？不是都看婦產科嗎？

這是鳥博士最常被問到的問題了，也是很多民眾長期以來的觀念。但其實也還好，因為我國的規定：只要有醫師執照，醫生看什麼病都是合法的，主要看醫生有沒有擅長而已。

因為婦科疾病常混合著泌尿問題，所以很多婦女患者，膀胱炎是會找婦產科醫師看診的。但就泌尿器官來說，膀胱炎、尿道炎，這器官是算泌尿科的治療範圍。像婦女尿失禁，器官雖然是泌尿科的膀胱，但現在也常有婦科醫師專作這方面的治療，因為骨盆底肌肉跟婦科關聯性也蠻高的。

? 痔瘡呢？

對，這問題也常被問到！可能患者以為「下面」都歸泌尿科管……

痔瘡因為是肛門的血管問題，所以其實是「直腸科」範圍。不過因為泌尿科也是外科的一支，所以很多泌尿科醫師都有外科專科醫師資格，所以有的醫師，也是會治療痔瘡的。

? 不孕症，要看哪一科？

不孕症，通常會先看有生殖中心的婦產科，做完檢查後，如果發現問題在男生這一方為主，就會轉介來泌尿科，做進一步治療。

? 攝護腺

「男生只要攝護腺肥大通常都會頻尿，那為什麼女生頻尿不用內診檢查攝護腺？」

這個問題也常有人問。

這是因為攝護腺是跟男生生殖有關的獨特器官，女生是沒有的哦！所以女性朋友看泌尿科，通常是不需要內診的。

有了哪些問題該看泌尿科、哪些問題該看婦產科、腎臟科或其他科的概念，有需要找醫生時會節省很多時間喔！

Q 02　腎虧是不是腎功能不好？

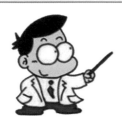

A：回答這問題之前，我們要先知道腎功能是什麼？
常遇到被中醫把脈說「腎氣不足」、「腎虛」，患者
就自己跑來泌尿科要求檢查腎功能。「腎虧」、「腎虛」
到底是不是腎功能不好呢？

？ 腎臟功能

大家都知道，腎臟最主要功能之一是「製造尿液」。

但怎麼製造呢？

過濾！

腎臟過濾血液，把代謝廢物和少部分液體排出體外；腎臟一天可以過濾
出 150~190 公升的尿液！

「怎麼可能！？我才 60 公斤，哪來那麼多尿？」

沒錯啦，因為過濾後的液體，絕大部分會被再吸收，讓有用物質再回到
血液內，只把代謝廢物、部分電解質、尿素等等排掉，雖然一天大概全身血
液被「過濾淨化」了好幾輪，但腎臟濃縮尿液的效率達 100 倍，所以一天大
約排出 1.5 公升而已；也就是**尿液製造量一分鐘差不多 1cc**，這個數據很重
要！

因為由這個可以知道，正常喝水下，一小時也差不多才製造 60cc 尿液，正常人應該都可以輕輕鬆鬆 3 小時以上才想尿尿；**一天超過 8 次就算頻尿。**

負責做這個精細過濾工作的最小單位叫做「腎元」，一個腎臟約有 100 萬個腎元；腎元由腎小球和腎小管構成。血液經過腎小球過濾後，有用物質會再被腎小管回收，剩下的才形成尿液。尿液由集尿管收集到腎盞，再到腎盂，然後由輸尿管運輸到膀胱貯存，要排尿時再經由尿道排出體外。

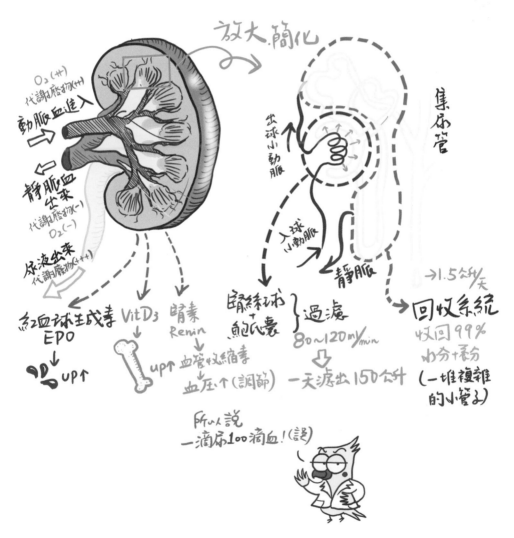

？ 何謂腎虛？

「腎虛」是中醫的名詞，其實在中醫的腎跟西醫的腎，定義不太一樣。中醫的腎，範圍包括泌尿、生殖、內分泌等等系統，中醫說腎氣不足，大多是指這整體的功能變弱，而一般人概念裡的「腎虧」，常帶有性功能變差的意味。

不管「腎虛」、「腎虧」跟西醫的「腎功能」是不同概念，但在西醫來說，「腎功能」通常是指尿素氮（BUN）和肌酸酐（Cr），或是加上腎絲球過濾率（eGFR），三個都是用來了解腎功能的參考值。

如果單純腎功能有問題，其實是屬於腎臟科範圍，但初步檢查的話，找泌尿科也是可以的。

？ 腎功能指標

尿素氮（BUN）正常值範圍：3~23mg ／ dl（每家檢驗所範圍會略有不同，以其所提供的範圍為準），超過 24，就有可能腎功能要注意。

肌酸酐（Cr）正常值：0.3~1.5mg ／ dl，超過 1.6 就表示腎功能可能異常。

腎絲球過濾率（eGFR）：一般以 80~120ml ／ min（就是每分鐘過濾出幾 cc 初尿）為正常範圍，至少要有 60 ml ／ min。太低就表示腎臟過濾功能變差。

這 3 個指標意義是 BUN 和 Cr 低比較好、eGFR 高比較好。

腎功能指標參考		
項目	正常值範圍	異常數值
尿素氮（BUN）	3~23mg／dl	＞24
肌酸酐（Cr）	0.3~1.5mg／dl	>1.6
腎絲球過濾率 （eGFR）	80~120ml／min （每分鐘過濾出幾 cc 初尿）	＜60 ml／min

　　腎功能變差，如果是純內科原因，就屬於腎臟科範圍；但若是像結石、腎水腫、排尿障礙等引起的，就屬於泌尿科範圍。這些狀況有可能在外科治療排除之後，就能改善腎功能。

　　由於腎臟還會分泌荷爾蒙（腎素）調節血壓，也負責調節電解質、產生紅血球生成素、合成維他命 D3，所以和全身健康都有很密切的關係。若是腎臟功能長期不好，高血壓、貧血、倦怠、骨病變都可能出現，甚至連性功能也是不可能正常的。

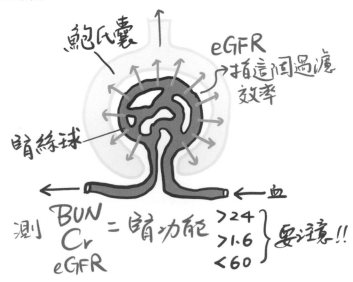

❓ 腎功能異狀的徵兆

　　當身體出現了什麼症狀，就要注意自己的腎功能呢？腎臟病學會提供了5大症狀供評估：**泡、水、高、貧、倦！**

泡 ▶ 就是小便泡泡很多，且不易化開。

水 ▶ 水腫。但水腫也常是肝或心臟的問題，需做鑑別診斷。

高 ▶ 腎有問題時，常會高血壓。

貧 ▶ 貧血、腎不好、紅血球生成素減少，就會造成紅血球變少。

倦 ▶ 倦怠！腎臟病久了，就容易疲倦甚至其他全身性不舒服的症狀出現。

　　記著以上五字訣，萬一有這些症狀，記得找醫生查一下腎功能；若真是腎功能變差，就需要找腎臟科做進一步檢查。只是**一般所謂的「腎虧」，並不能代表患者的腎功能就是不好的**。真的擔心的話，只要抽個血，做一般生化檢查就可以知道 BUN、Cr、eGFR 這些數值了喔！

Q 03 醫生，我背部腰椎下方邊很痠欸……
是不是腰子壞了？

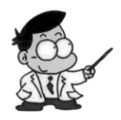

A：鳥博士常被病人邊指著他背部腰椎下方邊這樣問。

我們來了解一下腰子的構造！

❓ 腎臟位置

　　腎臟是個蠶豆型的器官，長約 12 公分，寬 6 公分，厚約 3 公分，重量約 150 克，左右各一，位於後腰脊椎兩側。**手叉腰，拇指可以摸到最下面一根肋骨，那位置上面一點點的裡面**，就差不多是腎臟的位置。

• 腰痛是否因為腎臟引起的檢查方法

　　如果想知道自己腰痛是不是腎臟造成，教你一個泌尿科醫師常做的檢查動作：

　　自己握拳敲敲看這個位置，如果是腎臟造成的腰痛，應該敲起來會感覺裡面更不舒服。另外，筋膜造成的腰痛，通常有個特定痛點，而且跟姿勢有關。**腎臟的痛，怎麼喬姿勢都沒用。**

• 腎臟位在後腹腔內的好處

　　腎臟這器官跟腹腔內的器官是隔開的，躲在後腰的後腹腔內。這樣有什麼好處呢？

腎臟在後腹腔，空間不大，被緊密包覆，由外而內被腎筋膜、脂肪囊、腎被膜層層保護，萬一受到撞擊，發生嚴重傷害的機率很低。鳥博士就曾見過好幾例車禍嚴重挫傷，脾臟都已經被撞到「稀巴爛」合併大出血，但是腎臟卻只有輕度血腫、甚至完全沒事的患者，可見這個非常重要的器官被保護得好好的。而且就算腎臟被撞擊破裂，泌尿科的原則是：只要血壓還算穩定，出血量在 500cc 以下，都是採保守療法，不建議開下去。因為它通常可以自然止血，靠著休息和輸血慢慢復原，若冒然開下去，破壞了層層保護，反而可能變成不得不把受傷的腎臟摘除。

上述情況是指挫傷的狀況下的處理方式。但若是因刀傷、槍傷而傷到腎臟，因為它血流量通常會非常大，這樣的穿刺傷就一定要馬上開下去止血的。

❓ 腎門三結構

腎動脈、腎靜脈、腎盂是從腎臟的腎門位置這邊出來的。

• 腎動脈

因為腎臟的功能是高效率過濾血液，所以腎動脈血流量非常大，心臟每分鐘打出來的血量有 20% 都傳到兩腎過濾。

有一種高血壓跟腎臟有關：就是腎動脈如果產生狹窄，會產生腎血管性高血壓，這種血壓因為是有原因的，跟一般原發性高血壓不一樣，所以稱為次發性高血壓。

腎血管性高血壓，可以藉由血管攝影進行放置支架或是氣球擴張，減輕腎動脈狹窄後而獲得改善。腎動脈之所以會產生狹窄，九成是動脈硬化，一成是纖維肌肉發育不良（Fibromuscular Dysplasia,FMD）。

FMD 跟女性荷爾蒙有關，所以好發於 15~50 歲的女性。若年輕女性，高血壓控制不良、藥物沒效果，就要小心是不是腎血管性高血壓！有懷疑的話，可以找心臟血管科診療。

• 腎靜脈

一般狀況下，動脈血要比靜脈血「新鮮」，但腎靜脈是負責把腎臟過濾後的血傳回大靜脈，所以腎靜脈的尿素等代謝廢物，反而是比動脈血要低的。

腎臟左右兩邊的腎靜脈，長度是不一樣的。猜猜看哪一邊比較長？

沒錯，**左腎靜脈比較長！**因為左腎離大動脈比較近、離大靜脈比較遠，所以左腎靜脈要「伸長」一點才能注入大靜脈。

「長就長啦，有甚麼差別？」

一般人當然沒差，但是遇到要取腎移植時就有差了。取左腎比較有利於移植，因為血管長一點，要接到大靜脈上比較好吻合。

• 腎盂

腎盂就像漏斗一樣，作用就是收集尿液然後由輸尿管往下運送到膀胱。

值得注意的是：腎盂接合輸尿管的地方，有時會因為一些原因狹窄阻塞，醫學名詞稱為：腎盂輸尿管接合處阻塞。中文太長，泌尿科醫師都說「UPJO」（Uretero Pelvic Junction Obstruction）。如果新生兒超音波檢查發現有腎水腫現象，常常是 UPJO 所造成。

一般所謂腎水腫和身體水腫是不一樣的；腎水腫就是腎盂裡的尿液排不出去，腎盂裡面「淹大水」，造成腎盂因為壓力增加而膨大。腎水腫如果拖太久不處理，就會影響腎臟過濾功能。

急性腎水腫，如果暫時沒法知道是輸尿管的哪一段出問題，通常會從體外放根管子引流，以避免壓力過大，傷到腎功能。

腎臟這個器官，被造物主設計成這麼嚴密保護著，可見它有多重要！烏博士建議：**曾有泌尿系統疾病的人，最好半年檢查一次，好好保護自己的腎臟。**

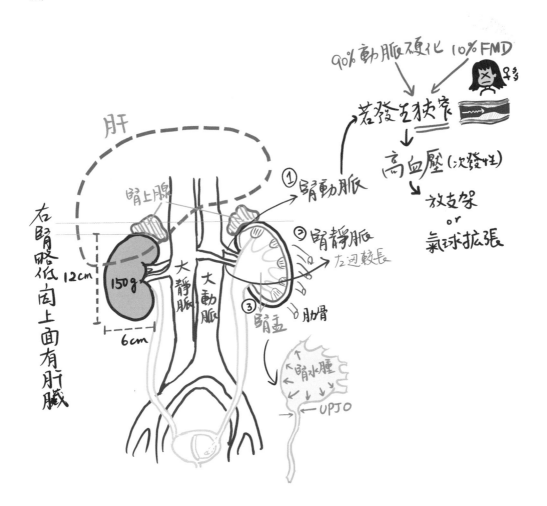

Q04 捏輸尿管會痛，是不是發炎了？

A：每次鳥博士聽到病人這樣問，就知道病人把尿道跟輸尿管「傻傻分不清楚了」。

這一篇就把輸尿管到膀胱、尿道都說清楚、講明白，讓你不會再搞混！

? 輸尿管

在上一篇我們知道了輸尿管是接腎盂出來的，長度約 20 幾公分，一樣走在後腹腔內，向下連到膀胱。

輸尿管會像腸子一樣，由平滑肌蠕動，所以尿液運送也是一股一股的，我們在超音波下，可以動態看到尿液一股一股噴流而出，相當有趣。

輸尿管往下到膀胱，會穿過膀胱肌肉層，進入到膀胱內層形成開口，這一段我們稱為膀胱袖口。就好像衣服的長袖袖口部分比較厚一樣，這個開口地方，會形成一個防止逆流的構造。

・為什麼要這樣？

先想一個問題：「倒立時，尿液會不會跑回腎臟？」

尿液雖然是無菌的，但含代謝廢物，對腎臟來說，「產生出來的尿，就像嫁出去的女兒，啊～不是啦，是潑出去的水」，我們是不希望它回到腎臟造成傷害的。所以輸尿管蠕動或尿管開口這邊防逆流，都是為了不讓尿液因為各種狀況逆流。所以**倒立時，尿液是不會從膀胱又跑上去的。**

同理，這也是為什麼無重力下的太空人，其排尿功能是不受影響的。

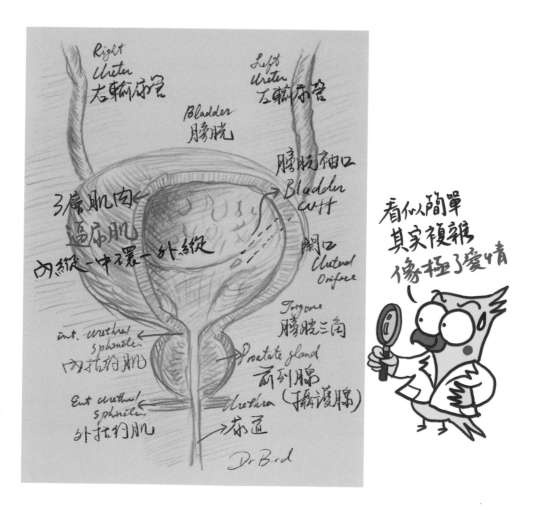

? 膀胱

尿液到了膀胱，就會先貯存在這個氣球一般的器官。

膀胱的位置，在肚臍下約一掌幅的地方，脹尿時在恥骨上面壓一下，就可以感受到陣陣痠痠的尿意感。

• 為何膀胱可以貯存那麼多尿液？

因為它有三層很有彈性的肌肉組成，所以尿液可以裝到 300~500cc 才需要尿尿。

如果膀胱神經肌肉受到損傷，有一種稱為「神經性膀胱」，就是一直脹尿，膀胱也不知道要排尿，原來的肌肉張力不見了，無法排尿。

這種狀況下就需要導尿。鳥博士幫病人導尿無數次，印象中最多的是 1800cc ！！

1800cc 等於 3 瓶 600cc 礦泉水的量！！

病患的肚子大到像顆小玉西瓜般，患者自己還以為是什麼腫瘤。結果已經脹尿到嚴重腎水腫，腎功能指數已經上升。還好裝上尿管，幫他「洩洪」，腎功能才慢慢恢復正常。

但若是膀胱太敏感，還沒裝滿尿液就想尿尿，稱為「過動性膀胱」。

膀胱的出口有括約肌可以「鎖住」，不讓尿液亂跑出來。「鎖不住」的滴滴答答狀況，叫做「尿失禁」。

❓ 尿道

膀胱再下來的部分，男女不太一樣；女生就是 4 公分左右的尿道，而男生會加上攝護腺跟精囊，且尿道長約 20 公分，比女生長多了，所以不太會應力性尿失禁。

陰囊裡的睪丸製造的精子，經過副睪、輸精管往上經過腹股溝，進入骨盆腔，最後跟精囊的出口匯集成射精管，然後在尿道攝護腺部位形成射精出口。

• 「攝護腺的角色是什麼？負責「肥大」？」

不是啦，這個栗子大小的器官，功能是每天分泌 2cc 的攝護腺液，是精液的液體成分。攝護腺液有保護尿道避免感染的作用。

• 「既然是泌尿器官，為什麼醫生檢查攝護腺時，都要捅我的菊花？」

醫師也是不得已啊！因為攝護腺深藏在會陰部裡面，從前面是摸不到的。但它後面就是直腸，兩者只有一線之隔，所以從肛門伸手指進去，剛好可以觸摸到攝護腺。

肛門指診（DRE, Digital Rectal Exam.）

可以檢查出攝護腺是否肥大、質地有沒有彈性，或是否有硬塊？

如果攝護腺摸起來很硬或是摸到小硬塊，就要注意是不是攝護腺癌的可能。通常中老年人應該一年檢查一次，也可順便知道直腸肛門有沒有問題。

攝護腺包圍著尿道，所以當中老年攝護腺肥大時，就可能造成排尿的不順。

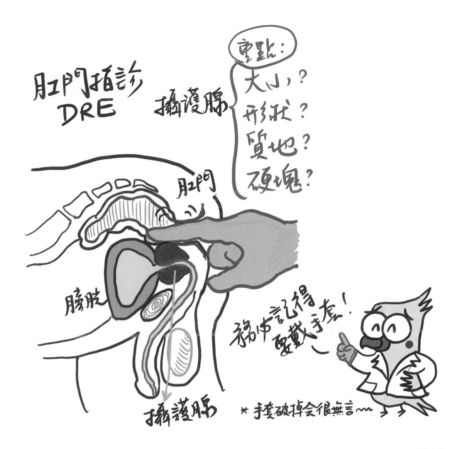

尿道延伸出來在陰莖裡面，被尿道海綿體所包圍，一直到龜頭前端下方形成尿道口。

當尿尿不舒服時，**捏起來會痛的不是輸尿管，而是尿道！**

陰莖除了下方的尿道海綿體之外，主要由兩根圓柱形的海綿體構成，海綿體外由白膜包覆。海綿體富含微血管，就像海綿一樣，充血時就可膨脹變大、變長，加上外有堅韌白膜包覆，充血時內部壓力增加，就會變硬，達成勃起狀態。

經過上述的圖文說明，這樣你應該就能清楚知道「輸尿管」和「尿道」是哪裡不一樣了吧！

Q 05

醫生，我寶貝蛋的寶貝蛋蛋，怎麼一邊大一邊小？

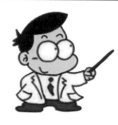

A：因為「蛋蛋」太太太重要了，同時又有很多疾病很常見，所以這一篇專門來討論蛋蛋的構造與相關問題。

? 功能

外生殖器除了陰莖之外，還有陰囊，裡面的「蛋蛋」就是男性最重要的英雄氣概來源——睪丸。

睪丸除了製造精子，還負責製造男性荷爾蒙——睪固酮。

睪固酮在胚胎發育時，負責影響男性器官的發育；有了正常睪固酮濃度，才能發育出正常的男性生殖器官。

睪固酮同時也是青春期的第二性徵發育正常與否的重要荷爾蒙。對成年人而言，除了性慾、性功能的維持，跟提高肌肉強度、增加骨密度、情緒穩定、毛髮生長、思緒敏銳等等全身的功能都有關，重要性不可言喻！

　　睪丸，左右各一顆，由幾千條產生精子的細精管構成，外面有一層白膜包覆，形成灰白橢圓形外觀。然後細精管匯合成 10 多條副睪小管，形成副睪，再聚成輸精管。輸精管和供應睪丸血液的動脈、靜脈叢、提睪肌一起形成精索，沿著腹股溝往上，進入腹腔。

　　值得一提的是：這個靜脈叢很容因為靜脈瓣膜功能不良，結果造成靜脈回流不佳，而形成一個常見的年輕男性疾病，叫做「精索靜脈曲張」（Varicocele）。

• 精索靜脈曲張

　　特徵：陰囊可以摸到裡面一坨血管，感覺就像一個袋子裡裝滿蚯蚓，英文就叫「bag of worms」。

　　這個病特別的是：左側比右側多，因為右側精索靜脈以小角度直接匯入大靜脈，而左側的以直角匯入左腎靜脈再匯入大靜脈，多繞了路，就讓靜脈回流沒那麼順，所以左邊發生曲張的機率遠高於右。

　　這個病在青春期到成年的男性裡是很普遍的，所以，若是在久站之後，常感覺左側陰囊悶痛，就要懷疑有沒有精索靜脈曲張。

　　靜脈曲張容易造成蛋蛋悶痛感或是影響精子活動力，治療方法以手術為主。

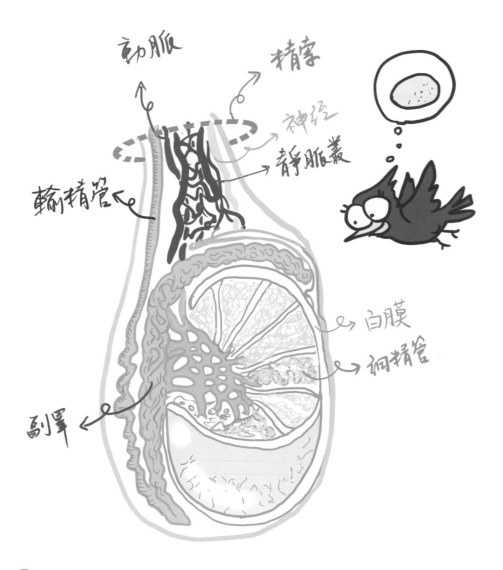

動脈

精索

神经

輸精管

静脈叢

白膜

細精管

副睪

常見問題

　　睪丸需在低於體溫下才能正常產生精子，所以胎兒發育到八個月大左右，睪丸會從腹腔下降到陰囊。如果沒有順利降到正常位置的，就叫做「隱睪」。

陰囊跟蛋蛋的問題，在小男生時期常會造成家長的疑惑。鳥博士一一為你解説：

•「腹股溝怎麼有個腫塊？哭鬧時常看到，有時會消失……」

這種狀況最常見是「腹股溝疝氣」。小兒的疝氣，通常稱為「間接型疝氣」（indirect type）。

腹股溝疝氣

就是睪丸在胚胎發育時，原本在腹腔內，出生前會降到陰囊內。結果這個通道出生後沒有完全關閉，形成一個袋狀（sac），結果哭鬧等肚子用力時，小腸就被擠進這個袋子裡。

因為在平躺或是有時可以被推回腹腔內，所以症狀會時有時無。

特別注意：如果腸子掉進去卡住，要小心「箝頓性疝氣」！因為腸子卡久了會壞死，本來疝氣的小刀就變成要開腹切腸子的大刀了。所以，如果小朋友一直腹痛哭鬧不停，最好看一下左右腹股溝有沒有可能是疝氣！

疝氣有的也會掉更下面，變成一邊陰囊腫大一顆，但通常不會痛。

解決之道：還是找外科修補，把這個不該存在的袋子處理掉，讓腸子不會再掉進去。通常找小兒外科或是小兒泌尿科都可以。

一歲左右的小朋友如果有腹股溝疝氣，特別容易發生箝頓，所以如果小朋友有這個問題，建議不要拖，因為疝氣手術很常見、風險不高，早點處理掉才是王道。

•「醫生，為什麼我兒子蛋蛋一邊比較大，感覺裡面有水……」

這個病跟疝氣蠻常合併出現的。因為剛剛說的那個囊狀，如果進去的是水不是腸子，或是睪丸周邊的膜產生過多液體，就會形成「陰囊水腫」（hydrocel）。

陰囊水腫

如果看到寶貝兒子一邊蛋蛋比較大，但不太會痛，可以把燈關暗，然後用小手電筒照它，若是可以看到它是會透光的、「湯庚湯庚」的，那十之八九就是陰囊水腫了。

特別注意：疝氣是任何年紀都可能發現，特別是中年還提重物的，因腹壓使用不當，把腸子又擠到腹股溝，就可能疝氣。老年腹壁薄弱，也可能讓腸子掉下來。而陰囊水腫在小朋友比較多。

成年以上突然開始陰囊水腫要特別注意，因為有可能什麼病變導致腹水跑到陰囊，曾有因為這樣發現腹腔內有惡性病變的例子。

解決之道：陰囊水腫跟疝氣不一樣，通常 1~2 歲前的可以再觀察看看，有的會自行消失。但若是超過這年紀，就建議還是手術治療；也有人用針抽吸，但是抽完通常還會再發生。

•「如果會痛的怎麼辦？」

以上「蛋蛋的哀愁」都是屬於不太會痛的。如果會痛的怎麼辦？

小朋友的蛋蛋問題，**如果會痛，不要猶豫，立刻掛急診！**因為要釐清是不是睪丸炎或是睪丸扭轉；特別是接近青春期，若半夜突然痛的，更要小心睪丸扭轉！

睪丸扭轉

這個病是睪丸自己轉圈，結果精索被絞到血液不通，造成缺血壞死。**黃金期是 6 小時內開刀把蛋蛋轉回正常位置。**

特別注意：這個病有時跟睪丸炎很像，但其特色是：睪丸炎抬高睪丸時比較舒服；睪丸扭轉會反而疼痛加劇，稱為「Prehn's sign」。

解決之道：最方便準確的檢查，還是趕快照陰囊都卜勒超音波，看看血流量是不是減少了。以前沒有都卜勒超音波的時期，這個病常被誤以為腹痛，拖太久才就醫，結果開刀下去都已經變成皮蛋，黑掉了，只好睪丸切除，非常可惜。

由於這個病不算少見，所以要非常注意！一旦蛋蛋會痛的，不要拖，一定要馬上掛急診！

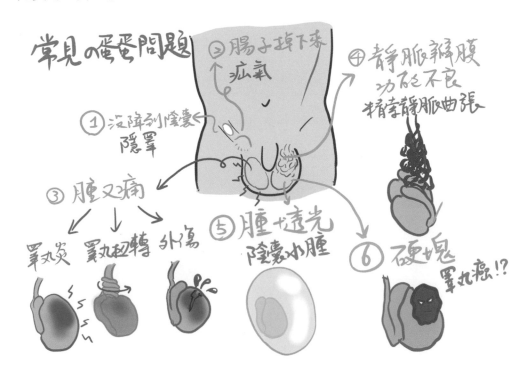

Q06 我兒子的一邊蛋蛋又腫又痛，還熱熱的！發生什麼事？

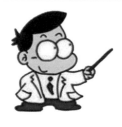

A：聽過「長芒果」嗎？從小男孩到老爺爺都要小心這個病！

這個病只要是男生，都得注意不要讓它找上你，除非你是「海大富」（鹿鼎記裡的老太監）。

鳥博士行醫 28 年，從小小顆的「芒果青」到老男人的「過熟芒果」，大大小小都遇過。在當住院醫師時，還在急診遇到讀國一放牛班時的老師，鳥博士邊觸診老師「芒果」，邊跟他聊天，想起來也真有趣。

當時，老師一直用濃濃鄉音誇鳥博士：「我寵伊前久知抖，你將來宜定有出息！」

鳥博士心裡 OS：「老師過獎啦，半夜三點被叫起來在急診摸芒果，不算有什麼出息吧？」

❓ 什麼樣的人容易「長芒果」？

通常，以下這幾種人容易被「長芒果」：

1. 小男生，但從沒注意過他洗澡時有沒有推開包皮清洗裡面頭頭的。

2. 性活躍期的男性，或是有不安全性行為習慣的男性，感染尿道炎。

3. 六十歲以上男性，攝護腺肥大沒好好控制或是其他因素，常排尿不順的。

4. 有糖尿病或免疫力低下，以及常常泌尿道感染的男性。

5. 沒注射過腮腺炎疫苗的男性。

　　簡單說，除了腮腺炎以外，都是和泌尿道感染有關。

　　「生ㄕㄨㄞˊ啊」這個詞在鳥博士小學時，常有人講，但現在知道的人可能不多了。「大夫相見不相識，笑問芒果何處來」，這詞兒常用來開玩笑形容「LP 腫大」。「LP 腫大」的狀況除了「長芒果」還有另外一個俚語：「蟾蜍吹到風，大卵葩（大 LP 的意思）」。

　　兩個哪裡不一樣？巧妙各有不同，鳥博士就用比較法讓大家更能一目了然。

	長芒果	蟾蜍吹到風
病理學名	睪丸炎	疝氣
區分方式	「芒果」是「實心」的（因睪丸本身腫起來，所以是實心的）。	就像蟾蜍鼓起下巴「呱呱呱」，裡面是「空心」的（腸子掉到陰囊裡，所以摸起來感覺裡面是空心的（有腸氣））。

　　也因為這個俚語，所以小時候在田裡玩，遇到蟾蜍時，大家都趕快用手摀著下面，避免被「蛤蟆功攻擊」。

- ## 睪丸炎

「長芒果」就是急性睪丸副睪炎，也就是細菌跑到副睪或睪丸而發炎。因感染途徑大多是從尿道→輸精管（或血液）→副睪→睪丸，到副睪時就會開始副睪腫脹、疼痛，甚至發燒，如果這時不趕快治療，要不了多久，就會發展成「芒果」。

睪丸炎時，陰囊外皮呈暗紅色澤，蛋蛋腫成 2 倍以上，摸起來燙燙的、沉甸甸的，手感真的很像「土芒果」。

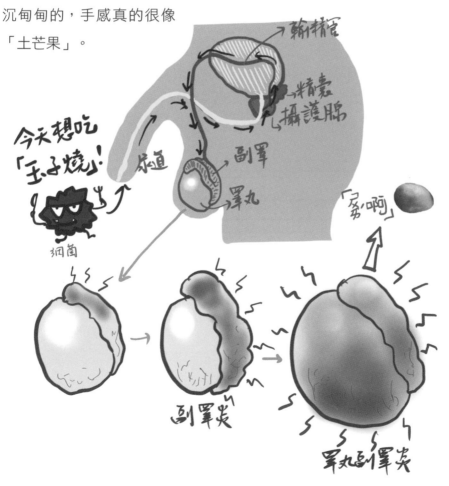

「土芒果」會變成「金煌」嗎？

不會啦，頂多像小顆「愛文」，病人就受不了了。

治療方式：

趕快給予抗生素，有的人會需要住院治療；疼痛和發燒大部分在兩週內消失。

再來，問題就來了，病人會每次回診一直盧醫生，「不痛了但芒果為什麼不會消？」！

抱歉，芒果要消下去，一般要一個月，甚至更久；也有的消下去之後，變成睪丸萎縮或是副睪會有一顆像「龍眼種子」般的顆粒，不會消失，不注意碰到時，就覺得睪丸被掐到一樣的不舒服。（現在左手先別往下摸，回家再試！）一旦有睪丸萎縮的後遺症，就有可能影響生育力。

注意事項：

除了藥物治療，病人要避免運動！因為動來動去會讓蛋蛋更痛，而且激烈運動時，免疫力降低，會讓細菌更囂張。

有位朋友，他剛開始練慢跑，可能跑太久脫水，結果造成尿道炎和初期副睪炎。

就診時他問鳥博：「後天要參加生平第一次半馬比賽，可以嗎？」

鳥博士千交代萬交代：「嗯湯！」！

結果，他怕浪費了報名費，又因為吃了 2 天藥他覺得不痛了，就偷偷去跑。

果然那天就打給鳥博士：「我跑不到一半就整個劇痛還發高燒，被救護車送到急診，現在住院了！腫很大很痛，怎辦？」

鳥博士只好教他好好休息並傳授「捧卵葩」技巧。

「捧卵葩」技巧：

「芒果階段」時，蛋蛋變很重，往下墜時拉扯神經，加上發炎嚴重，很不舒服，所以必須好好「捧卵葩」。（捧＝台語ㄅㄛ二聲）

不是要病人「拍馬屁」，而是要躺著休息，陰囊下面要墊高（用一包衛生紙或是乳膠手套灌水），讓「寶貝蛋」不要下墜。「捧好卵葩」可以減少不適感，加上冰敷也有助於消腫。

「捧卵葩」這招練得好的話，職場上也是無往不利！（大誤）

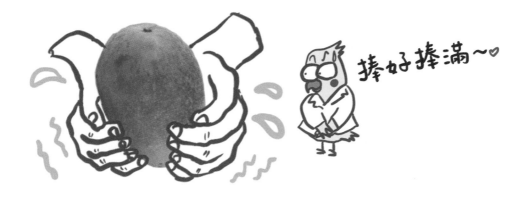

捧好捧滿～♡

- **腮腺炎**

現在由於疫苗普及，幾乎沒有腮腺炎這個病了，這都要感謝疫苗的發明。

症狀：

「腮腺炎」俗稱「豬頭皮」，就是 Mumps 病毒造成分泌唾液的「耳下腺」腫脹，造成病人腫得像「豬頭」，所以叫「豬頭皮」。

鳥博士小時候還常看到，小孩子腫脹的腮幫子上面被塗滿了「觀音土」
（註）加草藥，整個腮幫子青青綠綠的。但鳥博士讀醫之後猜測，其實都不塗
把它丟著，也是會自動痊癒。因為腮腺炎是病毒，病毒是靠免疫力治好的，
塗這些東西，應該只是比較舒服而已。以前知識不發達，只能有什麼就拿來
治療，加減心理安慰。

腮腺炎詭異之處是：成人如果得了腮腺炎，有 20% 左右會併發「睪丸
炎」，而造成不孕！還好現在疫苗普遍，因為腮腺炎而造成「蛋蛋的哀愁」，
鳥博「看蛋人生」28 年還沒遇過。

以上，希望解答了你對「長芒果」的疑惑。

備註

細腰泥壺蜂，非常有趣，野外遇到可以仔細觀察。
雌蜂會先去吸水，然後在泥地上，把水混合泥土，再銜泥附在牆壁
上或樹枝上；很有耐心地把泥條一條條疊上去，做成酒壺狀，做的
過程和陶藝大師沒兩樣。然後它會去找毛蟲，把毛蟲麻醉後，帶到
泥壺內，把卵種在毛蟲內。這樣卵孵化成幼蟲後，就可以邊吃毛蟲
「沙西米」大餐邊長大。因為毛蟲是被麻醉沒有死，所以不會腐敗，
可以供應蜂蟲到長成蛹。
等蛹羽化成蜂，就會打破泥壺出來。這個泥壺的土被叫做「觀音
土」，可以治病。
小時候聽到的是這樣，但後來發現可以做瓷器的「高嶺土」也叫做
「觀音土」。塗哪種治好腮腺炎，不得而知。

Q 07　為什麼看泌尿科最好先脹尿？

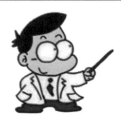

A：一般泌尿科門診，最常做的就是驗尿跟超音波；這兩個檢查，幾乎就能檢查百分之八十的門診常見泌尿疾病。

❓ 超音波

例如，要看腎臟、膀胱、攝護腺的結構，一般超音波非常有幫助，可以很有效的檢查看有沒有結石、腫瘤、腎水腫、攝護腺大小，還有膀胱容量是否正常、有沒有尿不乾淨的殘尿狀況；一般正常成人殘尿應該要小於 50cc。

如果超音波有彩色都卜勒功能，還可以進一步檢查精索血流量，可以判斷是不是有精索靜脈曲張的問題或是睪丸扭轉急症。

❓ 驗尿

驗尿可以驗出尿液的十來種成分，最常見的像是有沒有血尿、感染、糖尿等等。

所以看泌尿科門診時，別忘了先多喝點水，讓膀胱有點脹尿，以備醫師要求驗尿或是照超音波。

一般泌尿科還有一些常見的特別檢查情況，待鳥博士一一介紹。

• 「醫生，確定這一根要插進我菊花？」

有一種特殊超音波，中年以上男性很常做，叫做「經直腸超音波」，泌尿術語叫「TRUS（ TransRectalUltraSound）」。就是把超音波探頭伸入直腸內專門照攝護腺，這個檢查會比從下腹照超音波要更精確，可以測量大小和觀察攝護腺內有無可疑病灶。

如果需要切片時也蠻有幫助的，只是以前的探頭還真的是滿「巨大」一根的就是了，患者看到常露出驚恐表情。新型的探頭只有原來一半直徑，會減輕很多不舒服的情況，大家可以不用害怕。

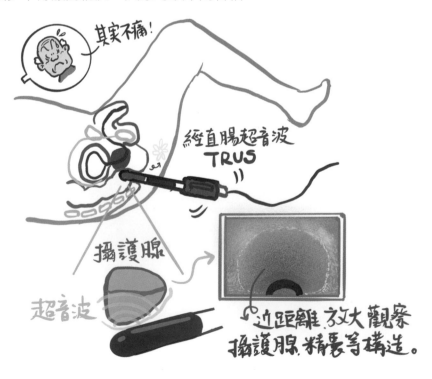

其實不痛！

經直腸超音波
TRUS

攝護腺

超音波

近距離，放大觀察
攝護腺、精囊等構造。

•「我膀胱是不是無力？」

「尿路動力學檢查」是了解排尿功能障礙的最佳工具，頻尿、急尿、尿失禁、解尿困難，都可以透過這檢查得到答案！

因為它可以知道：小便流速、膀胱容量跟壓力、尿道括約肌收縮力、膀胱收縮力、尿道內的壓力等等數據。所以雖然這個檢查需要放管子到尿道內，不是很舒服，但可以幫助醫生充分了解，到底病人的排尿問題是出在哪個部分？因此像攝護腺肥大手術前，醫生應該都會安排全套尿路動力學檢查。

•「蝦毀？這根要戳進我的尿道！？」

「膀胱尿道鏡檢查」是要插根內視鏡進到尿道，很多病人聽到就害怕！但是這個檢查可以直接目視觀察尿道、攝護腺、膀胱內的狀況，還可以讓患者從螢幕上看到自己的狀況，像不明血尿、懷疑尿道狹窄，或是其他膀胱病變，像間質性膀胱炎等等，這個檢查是必要的。

以前內視鏡是硬式的，現在科技進步，可以用軟式的膀胱鏡，減少不舒服。至於真的很怕痛的人，還可以可以考慮靜脈麻醉，減輕不適感。

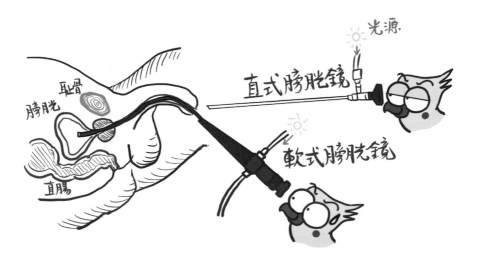

• 各式各樣的影像學檢查

　　其中最簡單的像是「KUB」（泌尿科照結石的一種 X 光檢查）有結石的病人幾乎都會照一下。

　　「為什麼有時候要打顯影劑？」很多病人常有這疑問！

　　如果想進一步了解泌尿系統的狀況，結石和骨頭以外的軟組織，在 X 光底下是不顯影的 所以必須讓泌尿系統裡充滿顯影劑，醫師就可以看清楚泌尿系統裡面的結構。

　　讓顯影劑能進到泌尿系統，有兩個路徑 ：

1. 從血管注射，讓腎臟過濾，從腎盂、輸尿管到膀胱，一路逐漸顯影出來，這個叫「靜脈注射泌尿系統攝影檢查（IVP；Intravenous Pyelography）」。

2. 如果過濾式顯影效果不好的，或是腎功能不好，不適合做 IVP 的，我們會做逆行性顯影，也就是用膀胱鏡（又要戳尿道），從膀胱裡的輸尿管開口放入細管子，然後邊灌顯影劑邊照相，這個檢查叫逆行性腎盂攝影（RP：Retrograde Pyelogram），只是醫生要陪著病人一起吃放射線就是了。鳥博士當年吃了不少。

　　其他像電腦斷層、核磁共振，都是大家耳熟能詳的影像檢查，目的都是為了看清楚泌尿系統的結構。

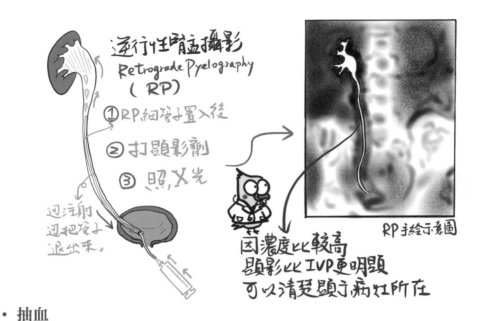

逆行性腎盂攝影
Retrograde Pyelography
（ RP ）
① RP 細管子置入後
② 打顯影劑
③ 照X光

迴 注射完 迴 把管子 退出來。

因濃度比較高 顯影比 IVP 更明顯 可以清楚顯示病灶所在

RP 手繪示意圖

- **抽血**

　　泌尿科最常見抽血項目除了腎功能的 BUN、Cr、eGFR 之外，比較專屬泌尿科特有的就是 PSA（攝護腺特異抗原），就是用來篩檢攝護腺癌的指標。

　　一般在 4 以下，4 以上就要小心，但其實 PSA 跟攝護腺大小、有沒有發炎等等，都有關連，所以稍微高，不代表一定就是攝護腺癌。若真的懷疑有問題，醫生都會安排進一步檢查的。

　　另外睪固酮（Testosterone）和泌乳激素（Prolactin）是男性功能障礙或是懷疑男性更年期常做的檢查。

　　以上的這些檢查，都是為了幫助醫生更了解患者的泌尿生殖系統的狀況，所以如果對為什麼要做這些檢查有不了解，都可以好好跟泌尿科醫師討論哦。

PSA 正常值是多少？

＜ 4 相對正常	4-10 警戒	＞ 10 危險
得到攝護腺癌的機會低。	得到攝護腺癌的機會約 25%。	得到攝護腺癌的機會近 60%。

Q08 怎麼幫兒子清潔鳥鳥？

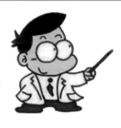

Ａ：每年開學後一段時間，鳥博士看診時，就常遇到許多媽媽來問這些問題！

「醫生，為什麼我兒子學校體檢被寫『包皮異常』？」

「醫生，為什麼我兒子的鳥鳥常發炎？」

「醫生，為什麼他常摸鳥鳥，說癢癢？……」

鳥博士：「因為他的包皮過長，頭頭沒有露出來，所以裡面沒有清潔到啊！」

媽媽：「哪有？我每天洗澡都有幫他洗頭頭啊……」

鳥博士：「阿不然妳示範給我看看，我看頭頭在哪裡？」

「這裡不就是頭頭？」

媽媽指著小朋友完全被包皮包住的前端，對著鳥博士說。

鳥博士忍不住笑著問：「應該有看過先生的頭頭吧？妳不覺得形狀跟妳兒子的很不一樣嗎？」

媽媽害羞地說：「阿都馬關著燈，根本不知道長什麼樣子！」

……類似的對話，三不五時就上演。

照理說小男生的包皮衛生，應該是要由爸爸教導，因為爸爸比較了解這器官。但因為小朋友大多由媽媽洗澡，沒有這器官的媽媽，其實常常對「它」一知半解，不知道怎樣算是頭頭有洗乾淨了。

其實不只媽媽，也有很多爸爸自己也不太清楚的，所以為了幫助各位家長完全理解，鳥博士以清楚的圖示來說明，一定能讓你秒懂！（鳥博士心裡OS：頭頭沒洗乾淨很口年……）

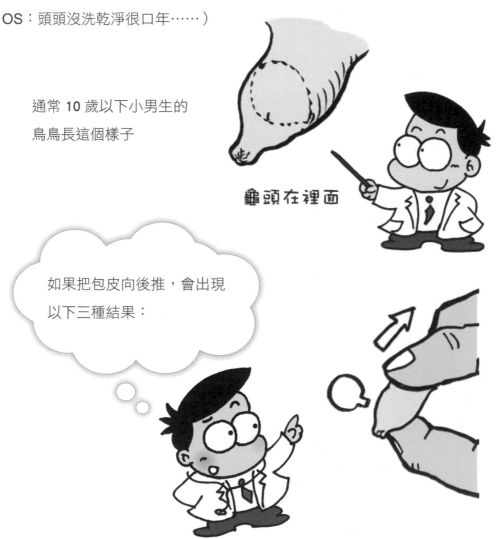

通常 10 歲以下小男生的鳥鳥長這個樣子

龜頭在裡面

如果把包皮向後推，會出現以下三種結果：

1. 頭頭可以整個露出來

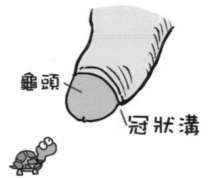 龜頭 冠狀溝

 通常這樣的狀況最好，因為洗澡可以完全洗到頭頭和溝溝。

2. 可以露出一部分，但旁邊沾黏推不開

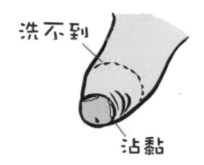 洗不到 沾黏

 這種狀況最常見。可以試著塗藥膏，每天推。待幾週後看能不能進步，或是請醫師做沾黏剝離。

3. 完全推不開，前端只有個小孔

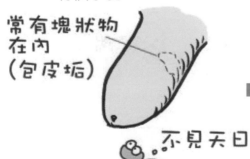 常有塊狀物在內（包皮垢） 不見天日

 這樣的情況也很常見，但最不好，因為表示從來沒有洗過頭頭。

Q 09 有的醫生說鳥鳥要推開洗，有的醫生說還小不用推，到底聽誰的？

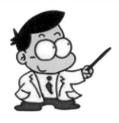

A：說法不一，是因為包皮衛教在臺灣算是大家比較陌生的一塊，就連醫生的觀念也未必都一樣。

鳥博士曾遇過家長非常緊張地帶著小孩來門診……

「嗚～～嗚～～醫生，這怎麼辦？要開刀嗎？還有救嗎？」

媽媽一把鼻涕一把眼淚地說著，小男孩和鳥博士一頭霧水，望著他媽媽到底在哭什麼？

「剛剛幫他洗澡時，看到鳥鳥長了一大顆黃黃白白的，很噁心，抱去附近診所看，醫生說是皮膚腫瘤，要找泌尿科開刀～～」

可見，這個器官，不見得所有醫生都很了解。所以要不要推……醫生說法不一。

其實**年紀越大，推包皮時能露出的比例就越高。**

▶ 頭頭推出來的時機

鳥博士個人覺得：

Timing 很重要喔

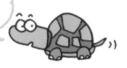

• 6 個月大以下，可以不用急著推，因為包皮還沒分化，推不出來算是正常的。

• 6 個月以上，要開始推推看。如果推了發現前端只有一個小洞，或是尿尿時前端會鼓起來像氣球的，最好請醫師教你怎麼推。擦藥膏推個幾週，看看有沒有機會讓洞變大。

• 3 歲左右，就要能夠推出大部分頭頭，讓洗澡時候可以清洗。

這個年紀如果還是不太好推的，最好就要就醫；泌尿科、小兒外科、小兒科、家醫科，其實都可以。建議照上述次序找科別，也就是從泌尿科，再小兒外科⋯⋯這樣的順序來找，畢竟前兩科都有包皮手術的經驗。內科系的醫生如果對包皮很內行，也是可以。

醫生通常會開藥膏讓小朋友推，如果這位醫生說不用管它，長大自己就會好啦，那⋯⋯那⋯⋯可能再換一家，問問第二意見比較妥當。就像牙醫師如果回答你：「這顆牙齒刷不到，不用刷，等個幾年它自己就會好。」聽起來怪怪的，是吧？

• **6 歲以上，大約最慢在國小一年級時，就要能讓小朋友「自行」推開清洗**，所以小一體檢常會有「有無包皮異常？」這項檢查。

年紀	推不推？	如何處理	目標
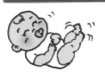 6個月以下	不用	保持外部清潔 即可	不發炎
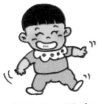 6個月到3歲	洗澡時試著 經常推推看	慢慢推，持續地推， 不急 有的慢慢可以發現 開口變大	• 不發炎 • 讓小朋友習慣 　推的感覺
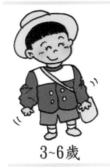 3~6歲	要積極地推	如果是開口很小 → 看醫生 如果是部分沾黏 → 可以再等等看	6歲前可以 自行推開
 6歲以上	非推不可	不論是開口很 小或部分沾黏 都應該看醫生	要能夠自己 洗澡都推出 來洗

如果是整個頭頭可以露出來→恭喜，出頭天了

一般家長看到被註明「包皮異常」都很驚恐，以為寶貝命根子怎麼了。其實是：如果皮太長，不好推開清洗，就會被寫異常，要求找泌尿科複檢。

通常很難推開清洗的，在冠狀溝被包住的地方，這裡很容易長出塊狀分泌物，稱為包皮垢（smegma)，如上述媽媽驚恐地來問醫師的問題。包皮垢有的會呈現橢圓形腫塊，而被誤以為是腫瘤。其實它是包皮內層腺體分泌物，和耳垢類似，只要能把皮推到冠狀溝，那個包皮垢自然可以跑出來。

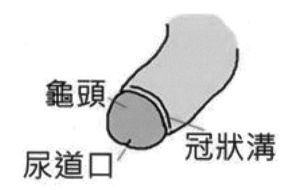

會出現包皮垢的小朋友，通常都是長年沒被推開過，因此一開始會抗拒被推小鳥，**需要很有耐心、慢慢地、溫柔地天天擦藥膏推**，才會改善。那，要多溫柔呢？頭頭的敏感度大概就像鼻孔深處那麼敏感，挖鼻孔時我們不會去直接碰觸鼻孔深處，對吧？所以推的時候，手指也不要直接碰到頭頭，而是要從皮的外側去推。挖鼻孔動作有多輕柔，推鳥鳥就是那樣的輕柔，力道「輕柔而堅定地」施壓，頭頭慢慢地會被擠出來。

▶ 清洗頭頭要用哪種肥皂、沐浴乳或是藥皂、巴斯 X 林？

鳥博士認為：頭頭如果出得來，用什麼肥皂洗都可以；頭頭如果出不來，用什麼肥皂洗都沒用。如同牙刷洗不到的牙齒，用再貴的牙膏也沒用，是吧？

所以重點在：**要能夠洗得到！**

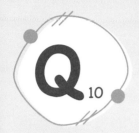

Q₁₀ 看過醫生說鳥鳥要推出來～～但實在不太懂怎麼推啊？鳥博士教教我吧！

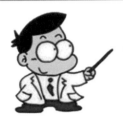

A：關於小朋友的包皮怎麼推？鳥博士彙整了大家最常問的問題，希望可以解答各位爸爸媽媽的疑問～～

● **想幫兒子推，但他很抗拒，怎麼辦？**

來來來，試試鳥博士這一招：先跟他說要塗藥藥，不然鳥鳥會生病。

第一週，每天只塗藥在前端。不推；第二週，等他習慣被塗藥，再開始推。

方法：用拇指和食指，輕捏著頭頭的後方，然後把皮向後慢慢施壓。推到他如果會有點痛，就停止。重複這動作，至少 10 下。（慢慢來，不是快速前後移……（喂！））

每天持續慢慢增加壓力，要有一點「撐」的感覺。通常這樣推 2 週左右，應該會看到洞慢慢撐開。

很有耐心地讓小朋友不要怕，是重點！

● **用什麼藥膏？**

醫生通常會開含輕度類固醇或水楊酸類藥膏，這點可以諮詢您的醫生。但請務必先帶小朋友就醫再請醫生開藥膏。**不可**自己藥局買藥膏擦；也有人用不含藥物的凡士林或是乳液擦，也是有效果。

• 含輕度類固醇或水楊酸藥膏，有副作用嗎？

輕度類固醇用擦的，吸收量大概只有用吃的百分之一，不容易出現口服類固醇的全身性副作用，所以還蠻安全的。這個方法是以色列幾十年前就發表在國際泌尿科期刊上的方法，行之有年。但是含藥成分的藥膏，務必由醫師看診處方，並且回診讓醫生評估，不可自行長期使用哦。

不想用藥，可以嘗試凡士林或溫和的乳液。

• 要推多久？

鳥博士的經驗是：快的大概兩週，慢的大概兩個月（會推到兩個月的，大多不是很認真塗藥推），平均是一個月以內，大部分會開很多。

• 如果還是都不開，或是推開但沾黏厲害，怎麼辦？

就該帶去給醫生看看該不該割包皮。不想割的，也可以做剝離就好；剝離有人用局部麻醉，有人不麻醉，都可以跟醫生討論。（不麻醉直接剝離，當然很痛。多痛？應該跟拿筷子戳鼻孔一樣痛……）

• 給醫生看過，說不建議推。這時到底是要推還是不推？

這跟醫師的科別及個人的經驗值有關，就算同為泌尿科，作法和觀點也未必一樣。鳥博士未必都是對的，但鳥博士專門看鳥鳥超過 25 年，看太多一直沒推開，到了青春期才想推，結果裡面完全沾黏，甚至連包皮手術都沒法做的，只好一輩子都沾黏，實在很口年。

您可以自己思考一下：如果都不用推開，等青春期時就好，為何小一、小四體檢，都會要有包皮異常這一項？簡單說，**可以推出來洗，沒什麼壞處，不推，卻可能有大壞處，為何不推？**

▶ 推開包皮三步驟

　　到底要怎麼幫孩子順利地推開包皮呢？現在就跟著鳥博士的圖解，大膽安心地推開第一步吧！

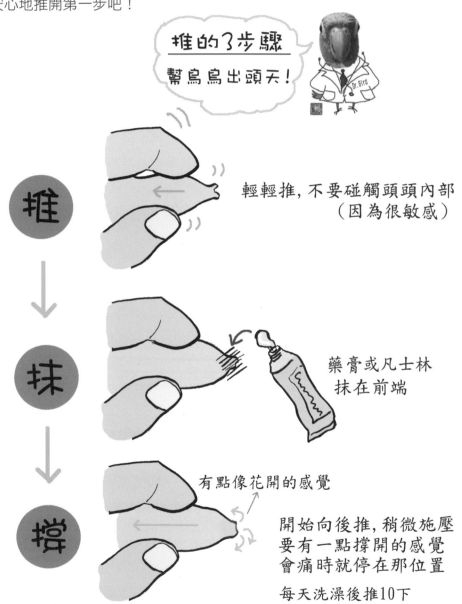

推的3步驟
幫鳥鳥出頭天！

推　輕輕推, 不要碰觸頭頭內部
（因為很敏感）

抹　藥膏或凡士林
抹在前端

撐　有點像花開的感覺

開始向後推, 稍微施壓
要有一點撐開的感覺
會痛時就停在那位置

每天洗澡後推10下

Q₁₁

聽說外國人出生就割包皮了！那到底要不要割啊？

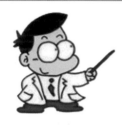

A：「割還是不割，那就是這個問題！

To cut or not to cut... 莎士「皮」亞」！

要不要割包皮，真是讓許多家長感到很困擾的問題！

「醫生，我想讓我兒子割包皮！」

「醫生，我兒子這樣甘烏必要？」

「醫生，我媳婦居然要我孫子割『蕉啊』，怎麼這麼『不素貴』？！」

上面三句話，分別出自同一家人的媽媽、爸爸、婆婆。

媽媽想割，我懂；爸爸覺得還不用，我懂；婆婆覺得媳婦「不素貴」，我真的不懂……。總之那塊皮留不留，大家意見分歧。

在臺灣，醫生意見最不一致的議題之一，「割包皮」絕對榜上有名。

鳥博士不敢說自己多對，但是鳥博士絕對秉持著「知道什麼說什麼、不知道就說不知道」的態度，跟大家分享臨床心得。但如果跟你的醫生意見不一樣，請以你醫生的判斷為主，因為畢竟第一線看的人才是下診斷的人。

這裡先讓大家知道「狀況題」：什麼狀況，其實割了是比較好的；也就是通常有以下狀況發生，通常醫師都會建議包皮手術。

・**常常發炎**

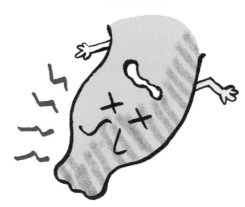

根據個人經驗，半年內 2 次以上嚴重發炎（要吃抗生素才會好的），處理掉比較一勞永逸。這原則適用於大人或小孩，特別是推不出來的小孩，因為如果沒推出來，而後來發炎，這發炎會讓包皮內層更沾黏，而造成更進一步的發炎。

這一條規則，沒有什麼年齡限制，鳥博士處理過出生兩個月就發炎化膿到高燒不退的，一割完，燒就退了。

・**開口太小**

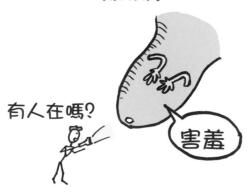

有人在嗎?

害羞

雖然努力推過 2 個月以上了，但是它還是相當「矜持」，堅持不打開。這樣也是割皮皮才能解決問題。通常如果十歲左右還洞很小的，就可以考慮。

・袖子（皮）太長

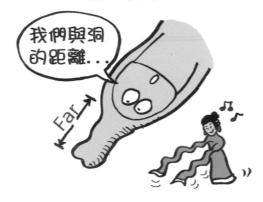

可以推出來，但是皮真的太長了，小便時容易「含尿脈脈」在裡面，而造成尿完甩不乾淨（或擰不乾淨（誤））、容易有異味，清潔不易；或是成人在「那個」時「使用」不便、感覺「ㄎㄟˊ ㄎㄟˊ」的，處理掉也是對男女雙方都好。

・有卡到過

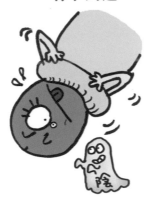

曾經嵌頓性包莖過的，這種最好在沒有卡住時就處理。如果卡住水腫才要處理，又痛又因為皮下組織太腫，處理起來挺難受，對傷口也不好。

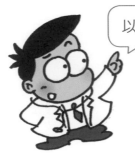

以上狀況，建議還是割除包皮比較健康喔！

Q12 成人的「蕉啊培」（包皮）什麼狀況割了比較好？

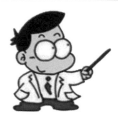

A：前面提到的割包皮狀況是小孩大人都有。現在談談常見於大人的情況。

❓ 下列狀況，通常醫師會建議進行包皮手術：

• 尖形濕疣（Condylomataacuminata）

這是一種很常見的性病（STD），學名不用記，知道它大名鼎鼎的俗名即可－菜花！如果病人說：「醫生，我那裡長了奇怪的東西，不痛不癢。」十之八九是這玩意兒。

菜花由乳突病毒（HPV）接觸傳染引起，長在生殖器官黏膜表面，最容易長在包皮內皮跟頭頭交界處。就像一顆小小花椰菜。若有皮覆蓋著的話，感染率和復發率會比沒有皮的高。

這個病，**女性同胞務必多加了解。另一半如果有這種狀況，務必請他割掉包皮，對妳比較好！**因為乳突病毒被證實是女性子宮頸癌的元兇，有沒有包皮，帶原率差 3 倍，

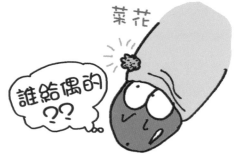

菜花

誰結偶的？？

所以照理，男生沒有皮皮對女性衛生比較好。

鳥博士遇過不少「諱疾忌醫」，小小一顆一直拖，拖到後來一翻開，「啵」一顆像酸梅那麼大跑出來。（嚇屎寶寶啊啊～～鳥博士怕怕……）

不要拖，越早治療效果越好。因為一個針尖大的範圍，就有 100 萬隻病毒，拖到越大顆，當然病毒量越多，越容易復發。所以如果看到包皮交界處，有奇怪小花椰菜肉芽出現，不要拖，務必趕快就醫。

一旦發現感染菜花，為了減少復發和傳染的機率，通常會建議割包皮比較好。有病人問過鳥博士：「反正不痛不癢，難道不能放著不管？」

好問題！但答案是：**「可能致癌！」**

所以不要拚世界紀錄，早點處理掉吧！

（鳥博士看過最大的像顆小蓮霧……）

• 縱向裂傷

通常是因包皮本身的「質地」不好、太薄的，或是有幾次感染之後，包皮前端變得薄而沒彈性。在這樣的狀態下，只要一勃起或性行為，就會造成前端周邊一圈「縱向龜裂」，患者常自行塗藥（有遇過塗會辣的藥膏的，鳥博士佩服他的勇氣～～），結果好了一陣子又會重複裂傷。這是因為表淺裂傷之後，表皮想修復，結果癒合的組織沒那麼有彈性，所以越裂越習慣。

其實只要把這一段不好的皮處理掉，幾乎就都不會再發生。

• 糖尿病

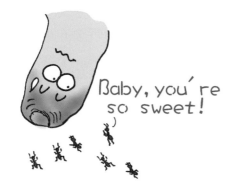

Baby, you're so sweet!

很多人不知道，**其實糖尿病人最應該把包皮處理掉！**

鳥博士遇過好幾百位患者，只是來看包皮發炎，結果被鳥博士推斷他應該有糖尿病，果然血糖一測：250 以上。另外，還遇過血糖機測不出血糖，趕快安排他去急診住院。後來抽血報告顯示血糖超過 600 的！真是因為看包皮而救了一命……「看包皮護一生」。

血糖高的病人，很容易在「鳥皮」內外，形成一種赤赤紅紅的特殊發炎狀態，有經驗的醫師，通常一看就知道患者應該有糖尿病。糖尿病一旦經常造成發炎，就很容易沾黏、縱向裂傷等等，形成下半身的感染源。最好待血糖穩定下來（200 以下）之後，快點跟皮皮說再見比較好。

• 繫帶斷裂

這一種年輕人很常遇到，通常病人都很恐慌，也最常被不當處理。大都發生在愛愛或 DIY 時，角度不對、潤滑不足或使力過當（簡單說就是「用槍時機不當」），而造成下面的「筋」斷裂。

那條下方的筋，正確叫做「繫帶」，因為它連著包皮，所以勃起時，包皮會拉緊繫帶，如果使力不當，張力點就剛好緊繃在這裡，而造成斷裂。

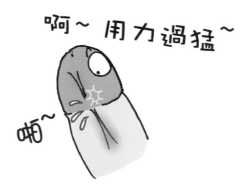

啊～ 用力過猛～

呦～

斷裂看起來很恐怖，但其實並不會怎樣，只要傷口好好處理就好了。問題在於這裡的縫合有個眉角，不能兩端直接縫合。

為什麼咧？因為剛剛講了，這裡是「張力點」，如果你直接把它縫起來，它是不是傷口結疤之後更緊？以後就會「屢戰屢斷」！

當發生這種狀況時，第一時間要小整形一下，傷口才能縫合，不要直接兩段對拉縫合，癒合就不會太緊。但若是經形成結疤的話，「屢戰屢斷」，就最好是包皮環切＋繫帶整形，把「筋」放長一點，也讓包皮不會再扯緊繫帶，減少它的張力，就可以解決了。

不論是發生上述四種情況的哪一種狀況，鳥博士個人都覺得：乾脆做一做包皮手術，其實是比較好的唷！

四神湯～
四神湯～

Q 13 　包皮怎麼割？該怎麼選擇手術方式？

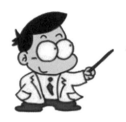

A：其實割包皮的概念很簡單，就是「長袖換短袖」！
重點在，用什麼方式去掉長袖？去掉長袖之後，「袖
口」怎麼處理？

　　根據傳說，第一位被文字記載割包皮的人－ 99 歲的亞伯拉罕，據說他
是用「石頭」，自己給自己來一下的。（勇氣可嘉！）

　　「用『石頭』！？ OMG ！」

　　「沒有進化一點的嗎？」

　　「有！」

　　說不定你也看過這支影片：

　　某非洲地區的原住民，用一條線綁著小孩「包皮前端」，把它拉長後，
底下墊一根木柴。

　　然後拿一把砍柴的刀，「喀擦」一下，下一幕就是小孩哇哇大哭，旁邊
的媽媽趕快用草木灰塗上止血。

　　「這樣也可以！？」

是的，所以這樣你就知道，其實割包皮並不是風險非常高的手術。但讓專業處理，當然是比較衛生、傷口也比較漂亮。

但因為「割那裡」，大家總是特別擔心，疑問也特別多，所以跟大家介紹臺灣現有幾種常用手術方式，減少疑惑。

● 包皮常見手術

醫療進步很快，手術名稱日新月異，但只要根據以下原則，不管什麼新的包皮手術，你都可以根據大原則去了解，就不會被五花八門的名稱搞得暈頭轉向。

1、有切除有縫合

傳統式的、雷射的，就是有切除有縫合，差別在用什麼工具切而已。

時間：需要耐心縫合，約 30 分鐘。（這裡的時間指實際手術時間，不包括麻醉等前置作業。）

用雷射的優點是：減少疼痛和出血，目前 12 歲以上多半採用這種。

2、有切除但不縫合

剛剛說的非洲式，就沒縫合；而且，還有不同的手術選項。

時間：喀擦一下結束。

根據親身體驗過的家長說，出生時，婦產科會問家長要不要割？要的話，當場直接剪掉，紗布包紮，沒縫合，然後收 500 美元。

時間：喀擦一下結束。

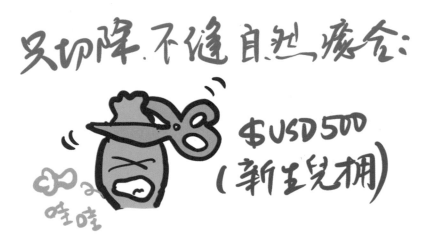

包皮套式：

切除但不用縫，利用類似綁臍帶的原理，讓剩下的前端皮慢慢壞死、脫落。

時間：約 5 分鐘。

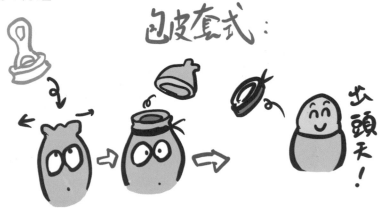

膠合式：

切除但不縫，或只縫重點幾針，其他部分用生物膠黏合。

時間：約 20 分鐘。

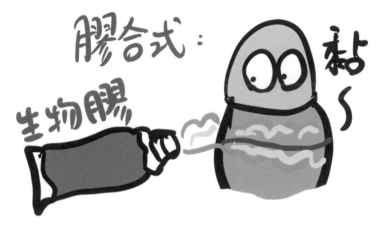

包皮槍：

切除的同時就「特殊訂書針式」釘合，這個等於釘子取代了縫合。

時間：約 5 ～ 10 分鐘。

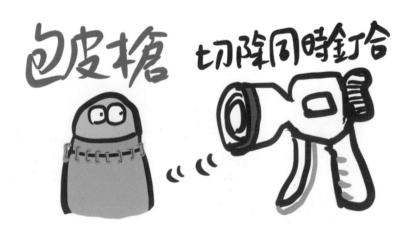

3、不切除也不需縫合

包皮沾黏剝離術，把沾黏的部位剝離清潔乾淨，但不割包皮。

時間：約 5 分鐘。

? 家長疑惑的麻醉，是要局麻？全麻？

麻醉取決於手術時間、病人年齡、病人的耐受度。

像一出生就處理的，通常沒麻醉就做了，因為年紀太小，沒記憶，而且手術時好控制，不會亂動。

青少年到成人，可以接受局部麻醉，除非太恐懼的。

問題最多，但往往最需要處理的就是兒童階段。麻醉方式主要看手術時間，手術時間最短的包皮套，通常麻醉後 5 分鐘就完成，所以局部麻醉，兒童也多半可以配合。但很可惜，製造包皮套的廠商在幾年前覺得不划算就停產了。

手術時間如果比較長的，需要讓兒童睡著才能進行，也就是全麻。說到全麻，很多家長就會擔心，其實如果有小兒麻醉專科處理的話，這種手術時間大多半小時左右，時間短，相對的安全性是高的。如果包皮非做不可，小孩又不能接受局麻時，倒不需要完全排斥全麻。

包皮槍時間也不長，可以用局麻做，只是費用比較貴。

如果一定不做全麻，但又想讓包皮可以推開清潔，那局麻之下做包皮沾黏剝離，也是一個不錯的選項。

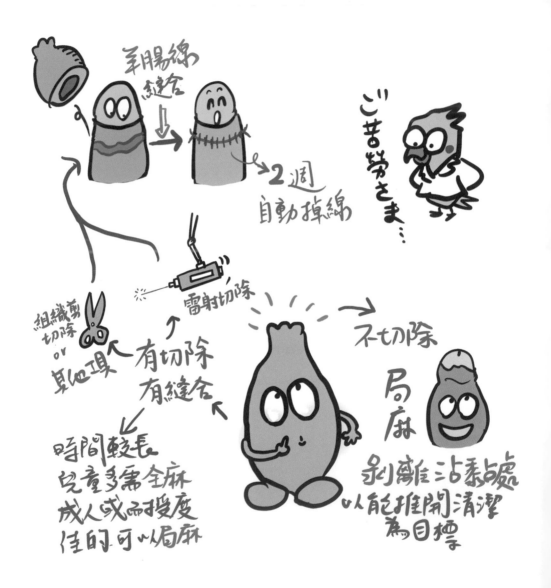

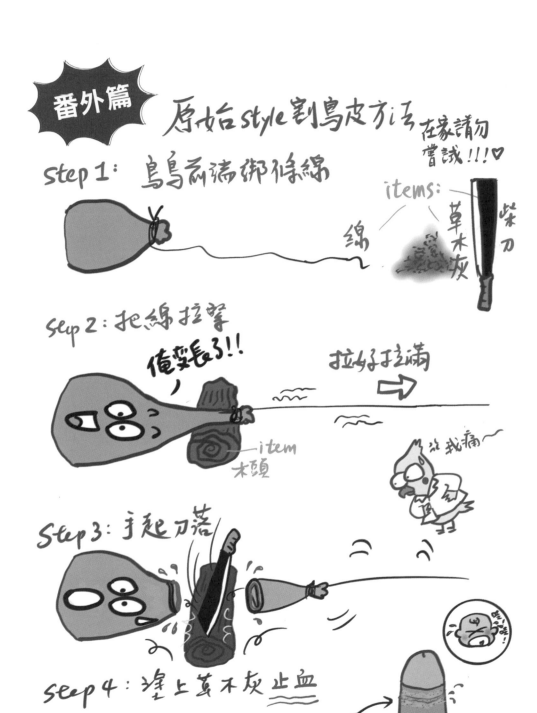

Q 14 聽說可以用膠帶把包皮固定在後面，就不用割包皮了……真的假的？

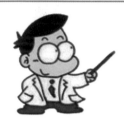

A：以下狀況，泌尿科門診常遇到，聽我講完你就了解為何千萬別那樣做了！

爸爸：「醫生，快幫我兒子看看，他那裡怎麼腫起來，是不是撞到變形了！？」

旁邊的高年級小男生，臉色「青筍筍」，表情痛苦地佝僂著身體。

問他有沒有撞到，小男生害羞地搖搖頭，不太願意講。

鳥博士心裡有數，把爸爸先請出去，拉上檢查簾，請他拉下褲子檢查。

果然，頭頭露在外面，又紅又腫，皮皮被推到冠狀溝卡住，整個一大圈水腫，就像是脖子套個救生圈一樣。

鳥博士問：「是不是玩一玩，推到後面，忘了推回來？這樣幾個小時了？」

小男生這才點點頭說：「差不多 4 個小時。沒推回去，放著就整個腫成這樣了！」

這種狀況，從小男孩到老男人都可能遇到！是泌尿科急症之一，稱為「嵌頓性包莖」。病因是包皮前端，有的人會有比較緊的環，推到冠狀溝之後，沒有及時推回，結果這個環卡在溝溝，影響了回流，就好像拿橡皮筋綁著一

樣，最後就形成一圈水腫。如果沒有及時推回，嚴重的可能會造成頭頭缺血壞死。

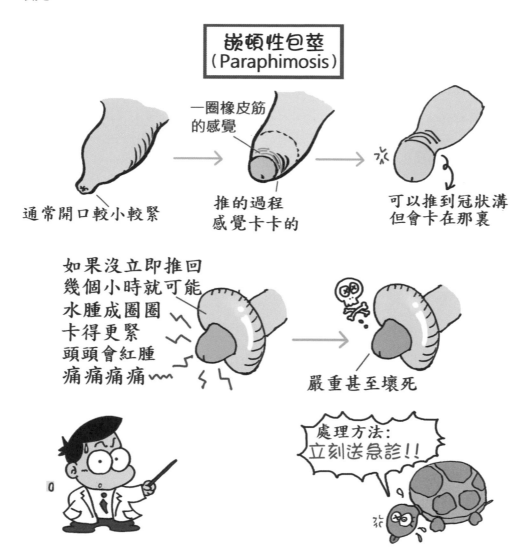

▶ 處理方式

　　這個情況最常發生在開始進入青春期的男生，因為自慰或勃起時好奇，把比較緊的皮推到後面沒推回來。還有就是裝尿管的病人，做完尿管護理之後，忘了把皮推回，也是會幾個小時就腫起來完全推不回。這種只要手勢對，把水腫的皮再推回前端，水腫自然就會消。但因為又腫又痛，**「推回」屬於高難度動作，遇到這種狀況，建議還是找鳥鳥科醫生動手比較好，在家勿輕易嘗試。**鳥博士曾遇過放了三天才來的，真的已經推不回去，就只好做緊急包皮手術。

　　特別注意：

　　有一陣子，網路流傳「不用花錢割包皮，也可以讓頭頭露在外面的方法」：把皮推到後面，用透氣膠帶黏住，不讓它縮回。結果那陣子，嵌頓性包莖腫到推不回去的特別多！

　　青春期後，發現包皮前端有個比較緊的環的話，最好是做包皮環切手術，不然很容易發生嵌頓性包莖。所以，家中如果有青春期男生的話，要好好教導他，推到後面要立刻推回，別讓它卡住哦。

Q 15 醫生啊，怎麼覺得我家哥哥的鳥鳥好小？會不會發育不良呀？

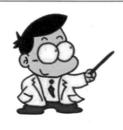

A：「寶貝兒子的鳥鳥是不是太小？」這個問題也是門診時常被問到的。

如果覺得小男生的鳥鳥好像特別小，甚至從鳥鳥外面輕捏，好像都摸不到「內餡」，只有摸到外面「水餃皮」……先別急著判定他就是發育不良，可以先看一下：

1、他是不是比較胖？

2、他的蛋蛋是不是兩顆都在？

是不是兩顆差不多一樣大？

蛋蛋感覺是有點重量感的，不會虛虛的？

如果以上都是，小男生可能只是所謂的「包埋式陰莖」又稱為「隱藏式陰莖」。

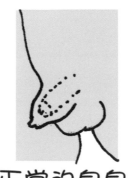

正常的鳥鳥

VS

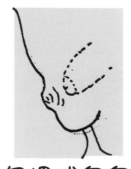

包埋式鳥鳥

最常見的原因是皮下脂肪太厚，所以本來應該突出在外面的鳥鳥「本體」，便被埋在「油堆」裡「隱藏」起來了。從外面看就只有皮皮還在外面，所以看起來會覺得特別小。

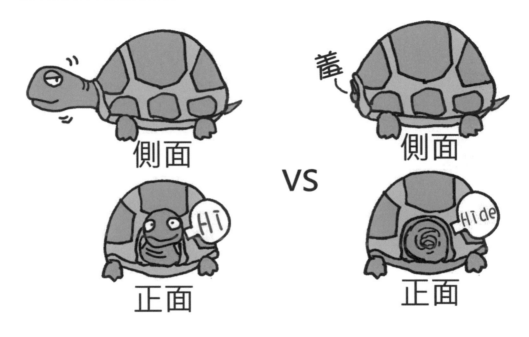

真正因為先天異常而引起的陰莖過小倒很少見，家長無須過度緊張。

如果是不胖，但是恥骨部位皮下脂肪多，或是其他問題使得鳥鳥不易露出的，就要帶去給醫生評估一下比較好。

另外有一種狀況是：沒有很胖，用鳥博士畫的方法按壓，發現鳥鳥形狀不是「小香腸」，而像「橘子的臍」，呈現一個小小突起而已；而且怎麼壓，包皮的洞洞都很小，感覺外皮太短，限制了鳥鳥。這種狀況，通常是鳥鳥根部皮膚跟底下恥骨之間的皮下組織比較鬆，陰莖本體完全埋在裡面，而且幾乎都是完全包莖，包皮怎麼推，前端都成錐狀，頭頭不會出來。

擔心鳥鳥太小嗎?簡單方法就可判斷:

兩根食指,按壓
在鳥鳥根部旁

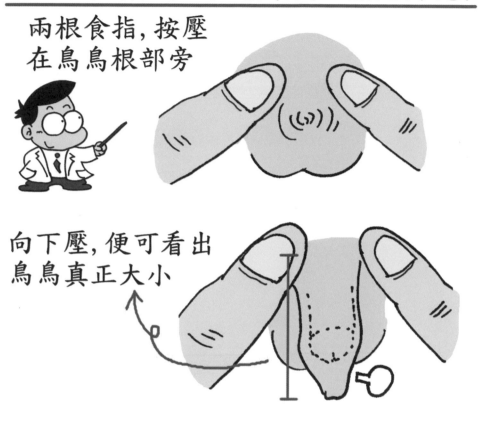

向下壓,便可看出
鳥鳥真正大小

　　這種可以考慮在青春期發育前,用手術整形,把鳥鳥從皮下組織拉出來,周圍皮的下層再固定在恥骨筋膜上。(等於鳥鳥周邊的皮,不要讓它再「浮」在鳥鳥上面)這樣子鳥鳥就不會再縮回去,並且一併做包皮手術,讓頭頭可以出來,幫助尿尿順暢。手術的話,可以詢問各大醫院小兒外科或是小兒泌尿科。

　　包埋式陰莖,都不是鳥鳥本體過短的發育不良,而是周邊的組織影響了它的外觀,家長們不用太緊張哦。

Q16 為什麼我還會常尿床？
有辦法治療嗎？

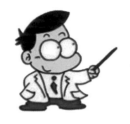

A：你猜猜看，問這話的患者是幾歲？

「6 歲？」

「不是。」

「8 歲？」

「不是。」

「10 歲？」

「不是。」

答案是 18 歲！

一位清秀的高三女生，來到診所怯生生地問了鳥博士剛剛的問題。

原來，她一直不敢跟家人講她常尿床！長期以來，若遇到尿床，都是偷偷自己處理。但現在即將離家讀大學，怕住宿舍時會被同學發現，所以想在就學前把這病治好。

提出這個例子是想讓大家有個觀念：尿床並不是一件丟臉的事！如果過度責怪小朋友，結果讓他不敢講，反而會讓這症狀拖更久。而且這個例子讓我們了解：尿床不治療，想要放著讓它自己好的心態並不太正確。

「但看過醫生，醫生說長大自己就會好啊！？」

年紀越大，睡眠時的排尿控制越佳，是沒有錯的；但也並非完全正確。且聽鳥博士一一道來。

尿床最常見現象是：小朋友睡覺睡得非常熟，幾乎叫不起來，這時若膀胱尿過多，就可能誘發睡眠中排尿。

你還記得你幾歲開始不會尿床嗎？大多數人想不起來。

因為根據統計：滿三歲時，大概有 6 成已經不會尿床；而成人對三歲前通常是沒有記憶的。鳥博士記得自己小四時，有次夢到拿著水管一直噴很多水澆花，那次是最後一次尿床⋯⋯。（噓～別說出去！）

五歲時，有 8 成 5 以上的兒童已經不會尿床。因為這方面的控制，男生會慢一點點，通常我們抓女生五歲、男生六歲，就應該不會尿床了；也就是說，若孩子超過五到六歲還經常尿床的話，最好就醫診療。

如果放著不理它呢？的確，尿床比例是會逐年減少。但缺點是：有一小部分的人會一直到成年人還尿床。而且根據經驗：**成年才治療，通常要根治的時間就會拉長**。鳥博士遇過年紀最大是 22 歲才來求診，療程將近 2 年才根治。所以個人臨床經驗：**建議讀小學了還會常態性尿床（一個月有一次以上）的，就應該找醫生看看比較好。**

要注意的是：這邊說的尿床，是單純的夜間尿床，沒有其他大小便失禁或其他神經症狀的情形。

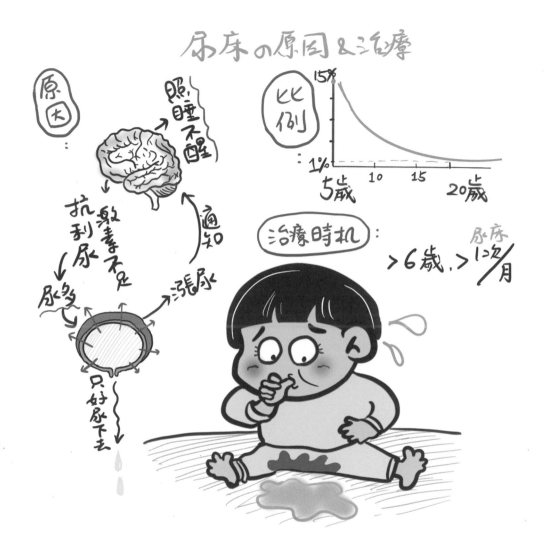

尿床の原因 & 治療

原因：

照睡不醒

比例

15%

1%

5歲 10 15 20歲

通知

抗利尿激素不足

漲尿

治療時机：>6歲，>1次/月 尿床

只好尿下去

▶ 治療方式

　　基本上，我們可以透過藥物控制還有生活作息的調整去改變它。

　　在抗利尿激素藥物未發明前，主要是給三環抗憂鬱劑。很多家長聽到「抗憂鬱劑」，就開始擔心了，其實它的作用是避免膀胱不穩定收縮，以減少尿床頻率。而且醫生都會用最低劑量，臨床經驗並沒有太大副作用，少數有的

長期服用會便秘、磨牙，也有家長反應睡得比較不安穩，或是脹尿會醒的狀況。

抗乙醯膽鹼藥物也有幫助增加膀胱容量。但在抗利尿激素發明後，尿床治療更方便。睡前吃，可以直接讓睡眠時的尿液減少，避免尿床。

▶ 治療期多久？會復發嗎？

通常經過治療大約 3~6 個月後，大部分的人都可以不再尿床；少數停藥會復發的，或是頑固型的，就需要再一個療程。

▶ 生活作息的調整

除了服藥之外，有一些行為療法對尿床的治療也有幫助，可以同時進行：

1. 注意飲食

像各種瓜類等等水分多或是俗稱比較「寒」的食物，最好少吃。可樂、茶類都在禁止之列。

2. 喝水時機

睡前 2 小時就該減少喝水量。

3. 睡前先去尿尿

4. 定時叫醒或鬧鐘療法

家長要花點心思觀察，通常小朋友什麼時候最會尿床，然後在那個時間點前喚醒他，建立膀胱脹尿就該醒來的行為模式。

另外，根據鳥博士的經驗，尿床其實跟小朋友的心理狀態也有關。個性太過動、太內向的或者是接近考試時的壓力，也容易誘發。同時，放長假、玩過頭太累，也會讓原本治療好好的尿床「破功」！

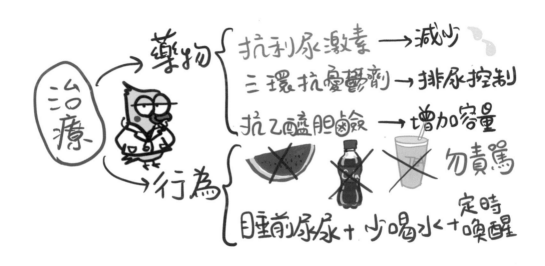

關於心理壓力，鳥博士曾遇過一個小二的小女生，她的症狀是療程中忽好忽壞，有時一個禮拜沒尿床，有時一個禮拜尿床 3 ～ 4 次。鳥博士覺得非常奇怪，仔細探討她的狀況後才發現：原來換爸爸照顧時，尿床就發作，因為爸爸會因她尿床而處罰她，甚至很兇地責罵她。等到下週輪到媽媽照顧，媽媽不會給她壓力，反而藥物治療就有效。

所以，家長千萬要很有耐心地處理小朋友的尿床現象，不要把尿床當成一種過錯而給小朋友壓力，這樣的治療效果才會比較好。

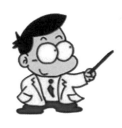

「感冒？」

「是沒錯，但男生也會，不算！」

「痔瘡？」

「十女九痔，女生很多沒錯，但也不到百分百，不算！」

「用眼神殺死老公！？」

「這個發生率超高，但不是疾病，不算啦！」（大誤）

鳥博士的標準答案是：「醫生，我尿尿好不舒服，痠痠的，一直跑廁所，尿裡還帶血！」

沒錯，你猜到了，就是膀胱炎！

真有那麼多嗎？一生必中一次？

根據統計：女生平均一生會中 6 次泌尿道感染。

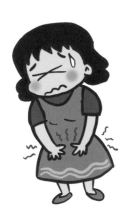

膀胱炎

以為早已痊癒，
不經意地又全人
煩躁起來！

▶ 常見症狀

- 尿尿疼痛
- 一直想上廁所
- 想尿時憋不住，去尿又一點點
- 下腹部疼痛
- 尿裡帶血
- 尿完擦拭時有血

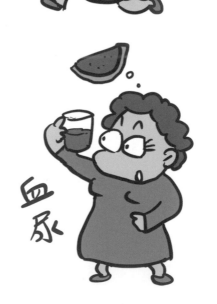

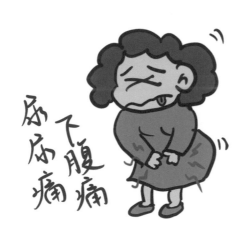

　　只要出現以上其中一種症狀，就代表細菌可能已經入侵你的尿道，進入到膀胱，造成感染發炎了。

　　這個病在女生裡特別常見，也特別困擾！

　　為什麼這個病特別偏好女生呢？最重要就是因為女生尿道比較短，不到

4 公分。而且從構造上來看，女生的尿道跟陰道、肛門是鄰居，這兩個鄰居很多細菌。所以稍不注意，細菌就從鄰居跑過來，本來應該要無菌的膀胱，當然就受不了了。

有次鳥博士這樣跟病人解釋，病人很不以為然地說：「那為何我老公都不會，我看他尿道也很短啊！？」

鳥博士按捺住想問「啊是多短？」的衝動，一本正經地跟她說：「你看到的是外面，男生尿道還往內一直延伸到會陰裡面的，比你想像的長多了！」

因為男女構造上的差異，所以女生膀胱炎比例比男生多很多！

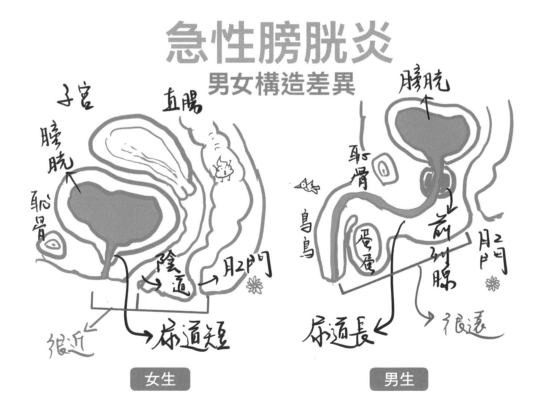

急性膀胱炎
男女構造差異

女生

男生

▶ 常見問題

　　由於這個病實在太普遍了，女生們大概都對它有基本了解，所以以下針對最常遇到的疑問來回答，幫助妳能更進一步了解膀胱炎，並減少它的發生！

●「開始不舒服時，我都喝很多水，好像有好一點了，為什麼隔兩天還是變嚴重！？」

　　這是因為細菌入侵後，不是馬上有症狀，細菌在膀胱裡，附著在膀胱黏膜上，然後開始繁殖，等到數量多了，病人才會感覺不舒服。所以等到感覺不舒服了，通常細菌數量已經很多，那時再大量喝水，只能暫時性沖掉一些，還是擋不住細菌的繁殖速度的！

　　所以鳥博士建議，其實不舒服時就直接看醫生比較快，多拖那幾天，其實沒幫助，反而後面吃藥可能吃更久。

●「我痛到受不了，先去藥房買藥吃了一天，以為好了，怎麼又開始不舒服了，所以才來看。」

　　這種狀況很常見，也讓泌尿科醫生感到困擾。因為臨時太不舒服，如果又剛好找不到診所，先應急一下，藥局先買藥吃，是無可厚非。但是這個病是細菌入侵，細菌要用抗生素才能消滅。

　　抗生素要有一定療程，通常建議 7 天，才能把細菌都消滅乾淨。如果沒有清乾淨就停藥，剩下的細菌很可能就會對這抗生素產生「抗藥性」，它以後就不怕這個抗生素了。

　　所以若遇到需應急的狀況，後續還是該找診所做檢查跟治療，不建議藥只吃一兩包就自行停藥，做個尿液檢查，確定沒細菌了，再停藥比較保險。

Q18 上次膀胱炎還發燒到住院，怎會這樣？是不是性行為之後特別會發生呢？

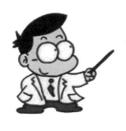

A：如果膀胱裡的感染情況太嚴重，細菌往上竄，進攻到腎盂，就會造成急性腎盂腎炎。這時候，除了原有膀胱炎症狀以外，還會出現發燒，腰痠痛，嘔吐等症狀。這時候大多需要掛急診或是住院了。這就像敵軍剛登陸，就要在灘頭把他們殲滅，不能讓他們建立據點，就會一路深入內陸。

所以在膀胱炎階段，就要治療一次到位，不要拖到又有抗藥性，又深入腎臟，事情就大條了！

「我好像每次都是性行為完沒多久就中，想到就有心理障礙！一直拒絕老公，他都快翻臉了！」

鳥博士 OS：「那就讓他翻啊」！（大誤）

還有遇過先生一個臭臉，專程陪著來回診，口氣很差地質問鳥博士：

「為什麼不能 xx ？」！

（「體貼」程度令鳥博士自慚形穢，「用詞」也令鳥博傻眼……心裡OS：忍一下是會 x 喔？傻眼翻成白眼！）

阿就真的是有關聯咩……

膀胱炎有一類型叫做「蜜月膀胱炎」，就是指如果性行為頻率、強度高，就容易誘發膀胱炎。

　　患者：「為什麼會這樣？不是不同「雞絲」（台語；工具之意）？？」

　　鳥博士比喻說：「有「炒飯」不冒油煙的嗎？」

　　「隔壁在「炒飯」，這邊會不會聞到油煙味？」

　　拿棍子攪動池底，池塘上層清澈的水也會被底下泥巴弄混濁的啊！

　　陰道隔壁就是尿道，一直反覆摩擦的動作，一直「喇叮噹」，讓尿道粘膜也充血，也容易帶入陰道的細菌。

　　所以雖然性行為不會用到「尿道」這「雞絲」，但是尿道會被影響到。當然這也因人體質而異，所以有的人會，有的人不太會。

膀胱炎拖成腎盂腎炎

腰子
[腎臟]

腎皮質 → 球体

九層塔 + 麻油

4部曲：

1. 發炎

2. 補鋤$$$
[化膿]

3. 疤痕化

4. 腎皮質萎縮
(功能退化)

我來我見我征服！

亞歷山

腎盂 (就是料理腰子前要剃乾淨的白筋！不然会有尿騷味！！！)

力爭上游！学小魚！

膨宮
[膀胱]

輸尿管

輸尿管開口

發炎

進攻！

尿道

▶ 怎麼判斷自己是不是因為性行為才中的？

很簡單，如果**每次膀胱炎時**，妳回推**「一週內」有沒有性行為？**有的話（鳥博士統計是 3 天內最常見），不用懷疑，你的膀胱炎跟性行為有關。

問：「那怎辦？一直讓他停機下去，肯定會吵架啊啊啊～～」

鳥博 OS：「那就吵啊！」（超大誤！別學！）

不是啦，以下的方法很有用：

有病人從每次一「炒飯」就一定發作，痛到都蹲在地上走不進診間的，靠著這幾招，到現在一年只出現一兩次。（難怪鳥博賺不到錢……）

1、性行為前多喝水，完事立刻去尿尿，沖洗不要太過度。

這樣帶進去的細菌，很快被排除，機率比較低。

2、保持會陰部清潔。

有的情侶太猴急，「沒洗手就吃飯，當然會腸胃炎」，事前洗一下比較好。

3、平常多吃益生菌，讓陰道壞菌少一些，減少陰道炎。

蔓越莓、甘露醣之類的也可以多吃，這些保健品的作用是讓細菌不容易附著在膀胱壁。

4、容易發炎的時期，請另一半「稍安勿躁」，減少「炒飯」頻率和強度，（但不要說鳥博說的……）炒飯到廚房整間都油煙，總得等空氣乾淨一點，是吧？

5、這招最有效，特別是每次都會中的那種體質。

就是：**請醫師開預防性的抗生素，事前或事後吃**，這樣可以消滅「炒飯」時被帶進去的「油煙」……呃，不是，是細菌！

這個方法非常實用，但需要醫師看診指示服用，不要自己亂買亂吃，以免產生抗藥性哦。

Q 19 我都沒有性行為，怎麼膀胱還是很容易發炎？

A：鳥博士問：「最近一週內有沒有跟先生在一起？」。

病人哀怨地說：「什麼一週！？生完小孩就沒了……」

鳥博士望著陪她來的小學生，按捺住問「底迪，你幾歲」的衝動，回答她：「其實性生活只是原因之一啦，其他因素還很多的。」

？ 引起膀光炎的常見其他因素

• **水喝太少**

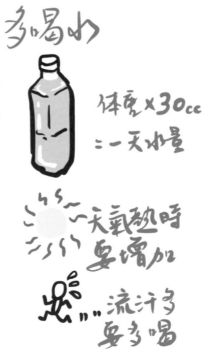

多喝水

体重X30cc =一天水量

天氣熱時 要增加

流汗多 要多喝

女生上廁所相對比較不方便，很多人為減少麻煩，不很渴就不喝水。水喝太少，尿液就太少，好比水溝沒有水流通，水溝就容易髒。

那麼一天喝多少水是比較 ok 的？

通常就是**體重 X30 ＝一天喝水量**（視活動量和氣溫、流汗量增減）。

一般人大概就是 1500 ～ 2000cc；尺寸大一點的礦泉水至少 2 瓶量。

另外一個標準是看一下自己小便顏色，如果是深黃色，就是水喝太少了。

• 常常憋尿

　　憋尿這個概念常誤導病人，造成病人不是太頻尿，就是憋太久。超過正常量都不去解，讓進去的細菌有機會附著繁殖，才會造成膀胱炎。

　　正常來說，膀胱排尿至少要有 150cc；正常大概 300cc。所以如果是超過 300cc 還一直忍著不去解，這樣才算憋尿。

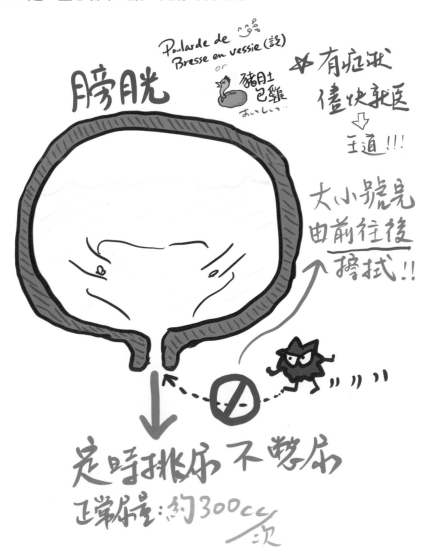

有的人太注意醫生交代「不要憋尿」這件事，變成膀胱根本只有不到 100cc 還是跑去上廁所，結果就變成「膀胱過動症」，這樣也是過猶不及。

簡單抓個時間的話，**正常喝水狀態下，2 ～ 3 個小時左右尿一次，算是正常**；超過 3 小時沒尿，不是水喝太少就是憋太久。

• 天氣太熱

以臺灣南部為例，每年幾乎清明節之後，膀胱炎就開始增加，一直到中秋節之後才慢慢減少；連泌尿結石也會變多。這都是因為天氣太熱，所以流汗變多、尿液變濃稠，而且溫度高，細菌繁殖速度變快，就容易感染。所以這個季節，水要喝更多一點！

• 擦拭方式不對

正確的擦拭方法是：由前往後擦。若習慣由後往前擦，因為肛門是全身細菌最多的地方，細菌就容易被帶到尿道口，而造成感染。

• 沒睡飽、沒睡好

鳥博士發現：很常膀胱炎的人，幾乎都有很容易睡不好或是愛熬夜的傾向。因此猜想，可能這樣子免疫力變差，造成粘膜抵抗力弱，所以容易感染。

• 跟月經週期和排卵有關

有的人在月經前或月經後，特別容易感染，這也是由於荷爾蒙改變，黏膜抵抗力改變。

還有，在月經時，會陰部比較不乾淨，細菌容易滋長所造成。

另外，更年期前到年紀更大的婦女，如果容易感染，也通常是因為荷爾蒙缺乏了，使得尿道黏膜抵抗力變差之故。

以上這些都是排除性行為以外，容易造成尿道感染的因素。

❓ 如何避免膀胱炎發生機率

膀胱炎雖然常見，但其實只要多注意以下原則，即能減少發生的機率。

1. 平常多喝水、少憋尿。

2. 保持會陰部乾淨（避免長期穿緊身褲、生理期時常換護墊）。

3. 減少細菌污染尿道的機會（事前喝一大杯水，性行為完馬上去尿尿，大號後由前往後擦拭）。

4. 有症狀就立即就醫，不要拖、不擅自服藥、不隨便停藥。

　　只要能夠確實做到上述幾點，還是可以大幅減少它的發生率的，千萬不要拖到急性腎盂腎炎才去急診住院哦。

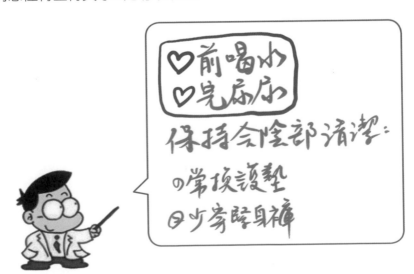

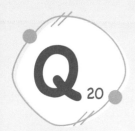

Q20 血尿是不是因為天氣太熱給「熱到了」？

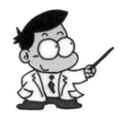

A：血尿原因多，通常從「伴隨的症狀」來找出病症。

先說個小故事：

門診來了位初診的、70多歲瘦瘦的老伯……

鳥博士問他：「阿伯，小便有什麼問題嗎？」

阿伯說：「沒怎樣啦，小便看起來紅紅的，可能曬日頭去「逼到」啦，來包個藥吃。」

鳥博士：「阿這樣多久了？」

伯：「四個多月啦，有時有、有時沒有，水多喝一點就好了。這次喝很多水還是紅，所以來包藥。」

鳥博士：「有沒有結石過？還是哪裡痛？」

伯：「都沒有咧。」

鳥博士：「你這邊躺著，我幫你照一下超音波！」

伯：「甘得愛安捏？吃吃藥就好了吧？」

鳥博士：「看一下只要幾分鐘啦，不會痛，免驚啦。」

鳥博士聽到老人家「無痛性血尿」，不敢掉以輕心，堅持要幫他照一下。

超音波是泌尿科最仰賴的工具，順便讓大家了解一下，醫生怎樣判讀的？（常常照的時候，被旁邊家屬問：我看都黑嘛嘛的，你怎麼看得出來？）

正常腎臟超音波可以看出腎臟的扁豆型，還有腎臟的正常構造；而阿伯的右腎已經快看不出原來的形狀，是很大的右腎腫瘤！！

趕快幫他安排轉診到醫學中心，做進一步檢查。阿伯雖然很驚訝，但也一直感謝幫他找到問題。

但鳥博士其實還蠻替他可惜的，要是四個月前就發現，應該腫瘤不會長到這麼大。後來了解，阿伯的子女都在北部，所以他發生血尿，家人也都不知道，他的觀念以為只是人家說的「熱到了」，沒有想到可能是腫瘤。（其實他有注意到體重莫名其妙減輕了好幾公斤。）

女性膀胱炎很常發生血尿，但通常會尿尿不舒服。但如果出現「無痛性血尿」，特別是年紀大於 50 歲的，切勿大意，鳥博士遇過太多這種例子了，進一步檢查絕對是必要的。驗尿和照個超音波，花不了多少時間，千萬不要拖哦！

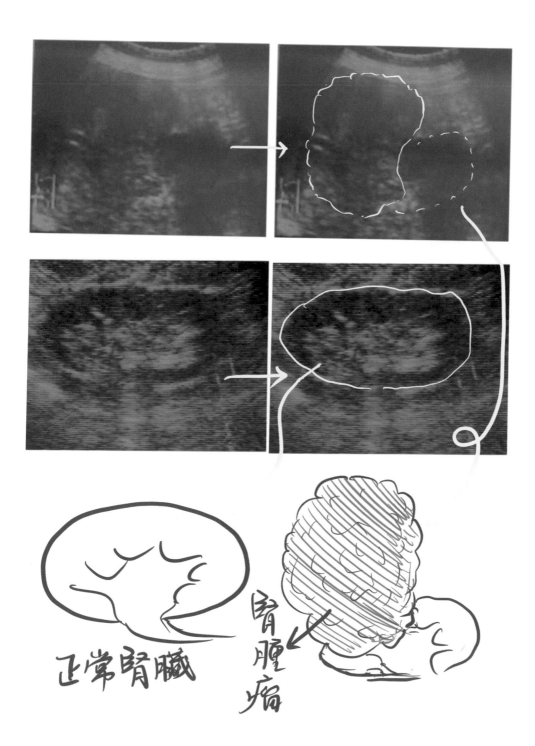

正常腎臟　　　腎腫瘤

Q21 關於「無痛血尿」，還有什麼要注意的？

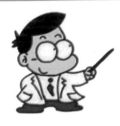

A：臺灣西南沿海，昔日的烏腳病地區的人，如果有出現無痛性血尿要特別注意！

為什麼呢？先聽聽這個小故事……

患者是 30 出頭歲的年輕女性，症狀是幾個月來一陣一陣頻尿，偶爾一點點血尿。她也在醫療單位做醫療相關工作，所以她自己判斷是膀胱炎，自己吃過幾次藥，血尿也不嚴重，就不以為意。

那次剛好來高雄，又有點症狀，就來看診。

而她的驗尿報告，讓鳥博士覺得很奇怪：因為通常女性膀胱炎的話，血尿很常見。但是驗尿會顯示，白血球跟紅血球都飆高。可是她卻是只有紅血球高，而沒有白血球……仔細問起來，也沒有膀胱炎的不舒服症狀，頻尿也不嚴重。

感覺怪怪的，於是問她是不是臺灣西南沿海地區出身？結果她說不是，是高雄人。

鳥博士心想：「這可奇怪了，沒什麼理由啊，這麼年輕……」

結果患者補了一句：「但是一年前到 XX 地區工作，現在都住那邊。」

Bingo！「鳥組長」眉頭一皺，知道「案情並不單純」，馬上幫她照超音波！

仔細一照，果然在膀胱底部，被鳥博士找到一顆只有綠豆大小的小腫瘤，這可是非常罕見啊！！因為膀胱腫瘤叫做「移行上皮細胞癌」，絕大部分都要 60 歲以上，像她這麼年輕，又沒有抽煙，實在非常少見！

她好奇問鳥博士，為何會提到那些地區？

「這是因為以前在高醫訓練時，常遇到膀胱癌患者，有很高比例都是來自這些地區。」

而且高醫的教授前輩們，曾做過疾病調查，發現以前烏腳病流行地區（臺灣西南地區的沿海鄉鎮）膀胱癌比例特高！因為**這些烏腳病地區的地下水，含有「砷」等致癌物質。**

但她是年輕女性，又是在醫療單位服務，怎麼會接觸地下水？

聽完鳥博士的疑問，她恍然大悟……

「啊！我因為工作的地方都只有提供熱開水，我嫌開水都太燙，沒耐心等，所以都從水龍頭裝水喝！喝了半年以上！」

「後來才知道那一支水龍頭不是自來水，是醫院自己抽的地下水！！」

啊啊啊！原來如此！

想不到「砷」這麼毒！喝上半年就中了！

還好，腫瘤很小就被發現，雖然是癌，但應該是只要刮除就可治癒。

鳥博趕快幫她安排轉診，因為她在北部有親戚是醫生，所以她就到北部大醫院就醫去了。

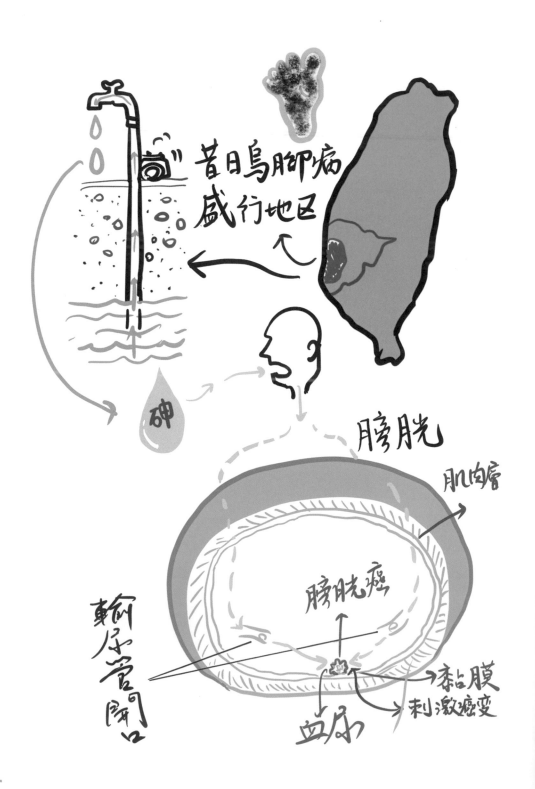

昔日烏腳病
盛行地區

砷

膀胱

肌肉層

膀胱癌

輸尿管開口

黏膜
刺激癌變

血尿

過了三年，一名女子又來掛鳥博士門診……

她笑笑地說：「還記得我嗎？」

原來就是她！

趕忙問她後來怎麼處理？

「就像你說的，刮除手術後再做膀胱藥物灌注，就都沒再復發，謝謝你！」

順利處理完膀胱癌，而且還結婚生子了，沒有需要做影響更大的化療電療等等，不影響生育功能。

真是替她高興，還好早發現！

這個例子很特殊，但也提醒我們，如果是以前烏腳病地區的患者有血尿狀況，絕對是要特別特別注意的！

Q22 除了砷，還有什麼可能導致膀胱癌的因素？

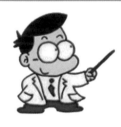

A：膀胱癌的病理，大都是稱為「移行上皮細胞癌」（Transitional cell carcinomas,TCC）的癌症。

很陌生的字眼，但其實不難懂，鳥博士講一下你就明白了，以後如果看到病理報告，你就不會覺得像「有字天書」了！

▶ 移行上皮細胞癌

所謂「移行上皮細胞」，就是分布在「從腎盂一直往下到輸尿管、膀胱、部分尿道根部的特殊表層細胞」。它的特性就是可以延展而不破裂，你把它想成「塑膠膜」就對了。

因為要裝尿液，所以泌尿系統內層需要這層特殊的細胞。

細胞如果乖乖的，叫做 cell，就是國中讀過的，虎克用顯微鏡看軟木塞，發現的一格一格的，他把它叫做 cell 細胞。（電池也叫做 cell。）但若是細胞不乖，叫做 carcinoma（卡心諾馬，記法：聽到這字眼時，心臟好像卡住很難受，快從馬上落下來，叫卡心諾馬。你要記成吃魯肉哽到，心臟覺得卡卡的，卡心魯肉（台語），也行！）

施施有兩種，細胞變成癌，也有兩種：一種是「卡心諾馬」，另一種叫 sarcoma「撒扣馬」（記法：台語的「拿褲子的馬」）。

「撒扣馬」以後有機會再介紹，也是很可怕的玩意兒，醫學上什麼什麼 ma 的，通常都是你這輩子不想遇到的。

● 特性：

移行上皮細胞癌，簡稱 TCC，特色就是多發性（跟雜草一樣）。如果發現這種癌，泌尿系統的其他部位都得檢查一下有沒有中。

TCC 有可能長在腎盂、輸尿管、膀胱，樣子放大看，很像小丑魚在裡面滾的海葵，只是是粉紅色的（醫學上都說 cauliflower mass 花椰菜般的腫塊）。

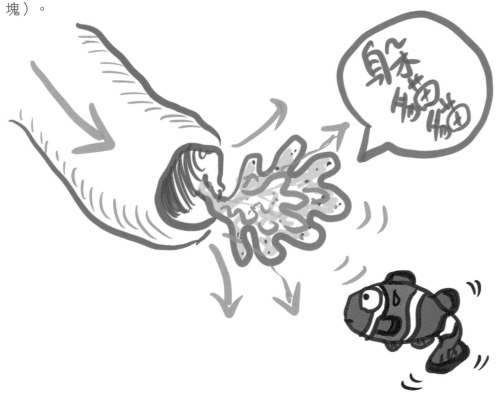

通常長在膀胱的，可以試著用內視鏡刮除；但其他兩個地方的，因為它的多發性，為了根除，通常都是得把腎臟、輸尿管跟膀胱袖口處全切除。

● 病因：

TCC 除了砷以外，染料、香菸、某些蕨類、發炎感染等等都是致癌因子。一般來說，至少都 50 歲以上才會中。但醫學上總是充滿例外！

鳥博士遇過一個病例：當時才 30 出頭歲的一位男性，剛在醫院處理完結石沒多久，但他說血尿一直沒好，一陣一陣的。

仔細問起來，後來的血尿都不痛，在醫院檢查也說他結石沒了。來找鳥博士看的時候，超音波檢查沒看到結石，也沒腎水腫，但是驗尿確實是明顯血尿。

鳥博士看到他牙齒，應該是菸抽很兇。一問之下，哇～菸齡一天 1～2 包，已經 18 年！！（哇，如果存下來買台積電的話都發了！）

通常，年輕又才剛結石，臨床上會認為血尿很正常。但他菸抽這麼多，又是無痛血尿，鳥博士不大敢相信有那麼「單純」。而且他是「全段血尿」，源頭應該是在膀胱以上，而不是在尿道。

但是照了膀胱，也沒看到什麼蹊蹺。這麼奇怪！

鳥博士不死心，把超音波探頭放在膀胱上面，再看久一點看看。「守株待兔」很笨，但有時有效！本來是想觀察一下，他的尿液從輸尿管噴流的樣子。沒想到，說時遲、那時快，右邊輸尿管開口，在尿液出來時，突然冒出來小小一坨物體（半顆綠豆大），尿液湧出來後，這坨東西又不見了！簡直像海葵一樣，隨著尿液，從開口綻放出來又縮起來！

Bingo! 抓到原因了！

後來幫他安排住院，照輸尿管鏡，就看到那一坨「海葵」！一下子縮進去，過了一陣子才開出來一下下，難怪之前都沒法檢查到。

切片結果：就是 TCC！必須把右腎、輸尿管、袖口都切除，但總算保住一命。這位年輕人最後還是把抽了 18 年的菸給戒了！

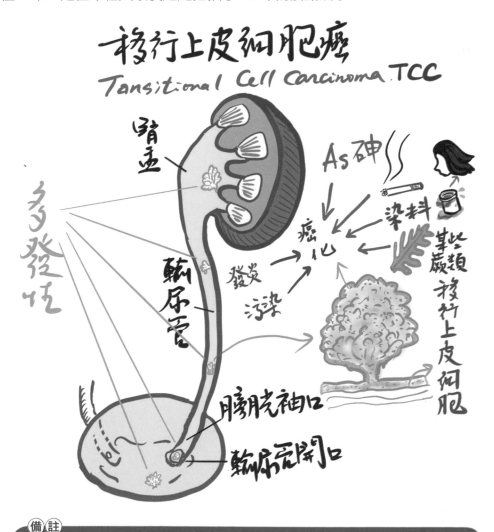

Q 23

「醫生，為什麼我膀胱炎都看不好？」

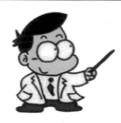

A：可別以為頻尿就一定是膀胱炎喔！

如果不痛，但就是很頻尿，有時又很急，又維持好一陣子；有吃膀胱炎的藥就好一點，沒吃很快又頻尿。

類似的狀況，其實很可能是所謂的「膀胱過動症 OAB（overactive bladder）」。

這個病非常的普遍，特別是女性。因為症狀和膀胱炎部分重疊，所以常常被當作膀胱炎治療而效果不彰。

◆ 檢測方法 ◆

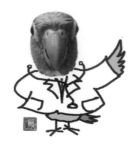

專業的診斷，當然需要泌尿科醫師來判斷，但這裡可以提供給大家最簡易的自我檢測方式。若有以下三大症狀之一，但「驗尿沒問題」，並排除其他泌尿疾病，就很有可能是膀胱過動症：

1. 一天尿 8 次以上。

   因為正常喝水量下，一般
   人一天約尿 4～6 次而已，
   如果達到 8 次就算頻尿。

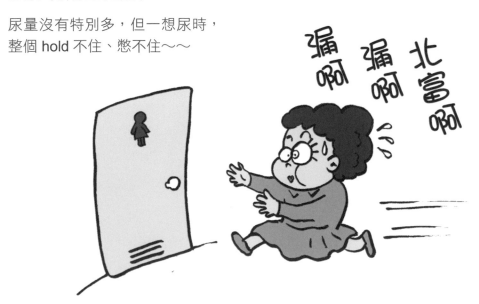

2. 急尿（排尿急迫感）。

   尿量沒有特別多，但一想尿時，
   整個 hold 不住、憋不住～～

3. 夜尿。

晚上入睡後，還需起
來尿尿一次以上。

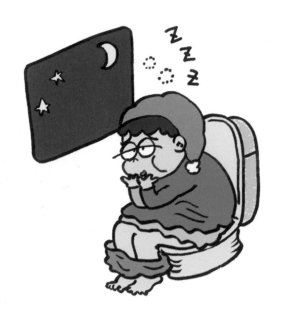

　　但前提是「尿液檢查都正常」，或進一步檢查也沒有其他像膀胱腫瘤、
泌尿道結石或代謝疾病等等。還有就是頻尿通常有一段時間了。膀胱炎的頻
尿通常是短期的急性症狀，不太會拖好幾週以上，如果有頻尿好幾週，就得
考慮到可能是膀胱過動症哦。

❓ 膀胱過動症＝膀胱無力？！

　　你可能覺得，膀胱過動症聽起來有點陌生，跟常聽到的「膀胱無力」有
什麼不一樣？這兩個名詞乍聽是相反的，但是原理其實是一樣的。

• 膀胱過動

　　其實就是膀胱本來可以裝尿液 **400 ～ 500cc** 才解尿，但是因為功能失調，
結果可能裝不到一半，膀胱就不自主收縮了（過動收縮），所以就憋不住想
解尿。看一下膀胱貯尿的過程就可以明白。（見 **Q24**）

· 膀胱無力

　　而一般俗稱的膀胱無力，是民眾認為「膀胱無力所以裝不了多少尿而頻尿」。只是「膀胱無力」這個詞，如果從生理學的角度來看是剛好相反的。所以正確的說法，應該說是「膀胱過動」，也就是膀胱太敏感。

　　那既然膀胱過動跟膀胱炎症狀很像，我們一般人該如何做判斷？

　　最簡單的方法就是：

　　膀胱炎有細菌，所以會發炎、會灼熱疼痛，而且不理它會加重；過動症沒有細菌，所以沒有發炎灼熱感，即使不理它，也就是一直頻尿而已。

Q 24 既然只是機能問題，頻尿不理它沒關係吧？

A：雖然頻尿絕大部分就只是功能失調，但是排除其他疾病是絕對必要的。

鳥博士建議：如果常頻尿，不妨自己摸一下小腹，看有沒有甚麼異狀。

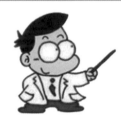

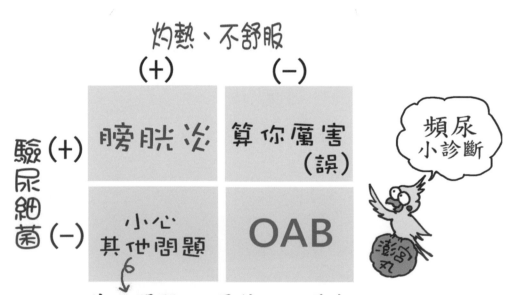

其他問題：泌尿結石、腫瘤、間質性膀胱炎、代謝異常..等等

20 年前，有位患者令鳥博士印象深刻：

一位 70 多歲看起來教養很好的婆婆，頻尿已經幾個月，到處都看不好，在別的診所也有吃藥，但也是沒效果。

因為單純的膀胱過動症對藥物反應都不錯，治不好肯定事有蹊蹺。

鳥組長眉頭一皺，懷疑病情並不單純。

果然一觸診她小腹，發現她的左側卵巢長了一顆約 15 公分大的腫瘤。

原來是腫瘤壓迫了膀胱而造成頻尿，而不是膀胱過動症。

如果只憑經驗覺得就是膀胱過動而沒有仔細觸診，她的卵巢腫瘤就不可能被發現。後來把腫瘤手術掉，頻尿也自然就好了。

所以雖然只是頻尿症狀，仔細檢查還是不可少的。接下來，我用一張圖示讓大家認識膀胱貯尿的狀況，你就能有更進一步的了解了！

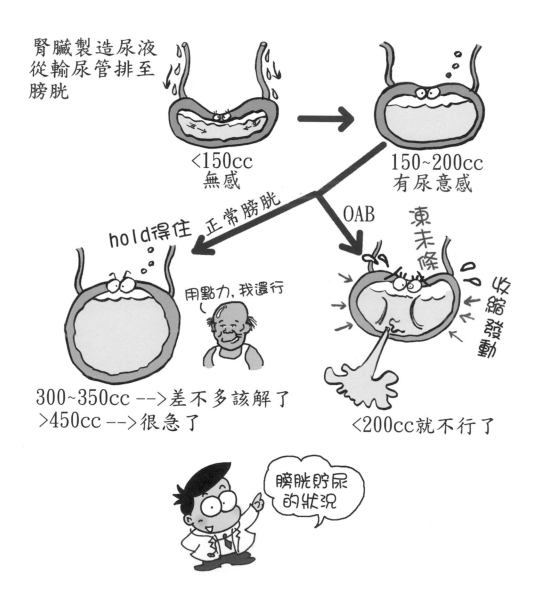

腎臟製造尿液
從輸尿管排至
膀胱

<150cc
無感

150~200cc
有尿意感

hold得住 正常膀胱

OAB 凍未條

用點力，我還行 收縮發動

300~350cc -->差不多該解了
>450cc -->很急了

<200cc就不行了

膀胱貯尿
的狀況

　　膀胱過動症的輕重程度，有個簡單的表格可以評估（見右圖），只要根據最近的狀況評分，然後加總，就可以知道自己的頻尿程度如何。有頻尿問題的朋友，不妨算算看哦。

膀胱過動症症狀指標（OABSS）

問題	頻率	分數
早上起床後到睡前為止，要小便幾次？	7次以下	☐ 0
	8~14次	☐ 1
	≥15次	☐ 2
晚上睡覺後，到早上起床為止，要起來尿幾次？	無	☐ 0
	1次	☐ 1
	2次	☐ 2
	≥3次	☐ 3
有多常突然想小便，而且感覺難以憋住？	無	☐ 0
	每週少於1次	☐ 1
	每週一次以上	☐ 2
	每日一次左右	☐ 3
	每日2~4次	☐ 4
	每日5次以上	☐ 5
有多常難以憋住而漏尿？	無	☐ 0
	每週少於1次	☐ 1
	每週一次以上	☐ 2
	每日一次左右	☐ 3
	每日2~4次	☐ 4
	每日5次以上	☐ 5

≤5分　輕度　　　6~10分　中度　　　≥11分　嚴重

Q 25 不喝水怕膀胱炎，但一喝多就一直跑廁所……是要怎麼喝才對？

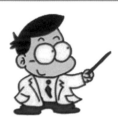

A：沒錯！很多女性朋友怕膀胱炎復發，結果喝水過量反而頻尿，嚴重影響生活品質。

　　膀胱過動的人，膀胱可能裝不到 150cc 就想解尿，若是再喝過量的水，當然是雪上加霜！

❓ 該喝多少水？

正常喝水量一般是抓體重X 30 ＝一天喝的水量。

例如：50 公斤，一天就大概喝 50 X 30cc=1500cc 就好。

以上數據不包含水果或是湯、粥的水分。實際狀況當然還是要看運動量、氣候溫度而增減。

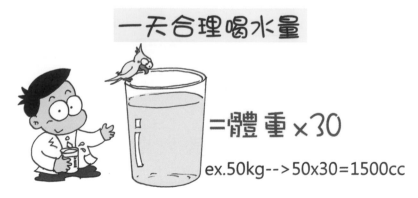

一天合理喝水量

＝體重×30

ex.50kg-->50x30=1500cc

　　喝水的時機也要注意：**建議是少量多次**，比較不會突然尿量增多。另外，晚上睡前三小時也不適合喝太多水，以免夜尿而影響睡眠。

?　改善頻尿方式

・排尿日記

　　膀胱過動的人，日常生活的改善方法，除了注意水分攝取之外，就是要知道自己的排尿節奏，**最好至少做 3 天的排尿日記**。

　　排尿日記就是紀錄自己的「尿尿的時間＋有沒有急尿或漏尿＋尿量紀錄，以及喝水量」。

　　尿量紀錄可利用自製量杯來測量。

排尿日記範本

時間	排尿	急尿	漏尿	尿量	喝水量	備註 P.S.

可以裁開礦泉水的塑膠瓶，然後每 100cc 畫刻度，做成量杯（邊緣貼透氣膠帶，避免刮傷），用它來知道自己排尿量。多做幾個，可以當拋棄式量杯。

如果嫌麻煩，也可以只記時間＋尿量，紀錄 3 ～ 7 天，供醫生參考。

這樣紀錄的用意是：幫助理解自己想尿尿時，其實是多少尿量，讓自己知道身體的感覺，不要太早去尿尿，訓練膀胱容量。

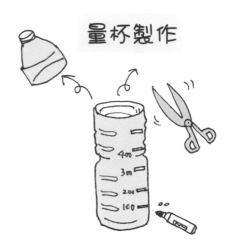

量杯製作

・八字真言

現代人都很忙碌，未必有這閒工夫做排尿日記。如果你真那麼忙（或懶……），鳥博士的「八字真言」能用最簡單的方式，初步改善你的頻尿狀況。

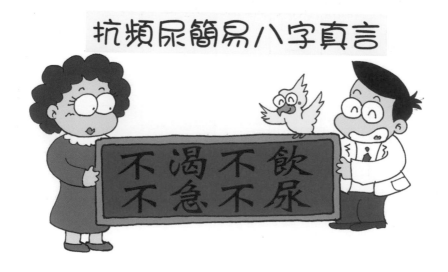

抗頻尿簡易八字真言

不渴不飲
不急不尿

這**八字就是「不渴不飲、不急不尿」**，也就是不要「沒事多喝水、多喝水沒事」，真的口渴再喝水；沒有到真正該排尿的尿量，不要動不動就去尿。

每次鳥醫師這樣教病人，就會被反駁說：「是這樣嗎？可是醫生都說不要憋尿才不會膀胱炎！」

鳥博士被打臉率達 9 成。

為了病人好，明知會被打臉還是要講。所謂「憋尿」，是指 350~450cc 以上還不去尿，才叫做憋尿。

對膀胱過動症的人來說，想尿時，其實不到 200cc 反而應該要轉移注意力，hold 一下，等尿量比較多才去尿，稱為膀胱訓練。

自己怎麼判斷呢？如果不到 1.5 小時就想尿尿，那肯定是膀胱還沒滿就給你「假警報」，叫你去尿尿。膀胱過動症的患者，一定要練習忽略這「假警報」，「它叫它的，你忙你的」，訓練膀胱多裝一點尿哦！

• 膀胱訓練

有兩個簡單的方法可以解除「假警報」：

練習提肛

你可以試著「提肛」5~10 下，每下 hold5 秒。提肛就是我們上大號時收縮肛門的這個動作，通常這樣做，急迫排尿感就會消失。

轉移注意力

當下去找 10 個紅色的物體（其他顏色物體也可以），這樣就可以讓你從很怕又要去尿的心情中解脫出來。

以上方式，不妨多練習哦！

Q 26 醫生，為什麼我吃藥都沒有效，還是那麼頻尿？

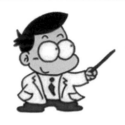

Ａ：遇到這種狀況，鳥博士都會這樣問……

「最近有喝咖啡、茶飲還是酒？」

「通通有！」

「@#%*XO⋯⋯衛教單拿了都不看嗎？」

門診常遇到患者只靠藥物，生活作息都不改變，就想治癒頻尿，實在是「錯很大」！因為除了上回提到的，喝水量控制和膀胱訓練以外，飲食生活習慣也很重要。

以下的觀點，有的是泌尿科界的共識，有的是鳥博士自己的觀察，如果鳥博士的看法跟你的醫師不同，請以幫你診斷的醫師觀點為準哦。

？ 對膀胱扣分的東西

・咖啡、茶等含咖啡因的飲料、食物

這些東西除了利尿以外，咖啡因還會興奮膀胱逼尿肌，加重頻尿症狀。

・酒精

當然是一定要避免的。酒精不但利尿、增加尿酸，還會影響對維他命 B 的吸收、影響神經功能，使得膀胱不穩定。

·碳酸飲料

如汽水、汽泡水。它們會興奮膀胱平滑肌，所以會加重頻尿，特別是小孩子喝可樂，很容易動不動就想尿尿（鳥博士幼稚園時就這樣，老師還來家裡關切，結果是因為那陣子有人送一箱可樂，天天喝……）。

·尼古丁

香菸的尼古丁也會刺激膀胱收縮，所以對頻尿不利。

·人工甘味等代糖食品

這些也不是什麼好東西，最好儘量減少攝取，這是泌尿科界的共識。

·寒性蔬果

根據鳥博士觀察：中醫常歸類為比較「寒」的食物，像瓜類、柑橘類、水梨、白蘿蔔等，可以的話最好也是盡量少吃。若是不知道怎麼判斷是不是寒性食物，**通常顏色比較淡、水分比較多的蔬果都是算「寒」的。**

·巧克力

鳥博士發現個有趣的現象：愛吃巧克力的小朋友，也較易發生頻尿的現象。所以若是家裡小朋友頻尿的話，巧克力應該少吃哦。

·焦慮、失眠

鳥博士觀察到：比較容易焦慮或失眠的人，通常也容易頻尿，甚至很多人都有自律神精失調的現象。所以平時要盡量了解自己的心理狀況，減少壓力、焦慮，改善睡眠品質……都是必要的。

❓ 對膀胱加分的東西

‧高纖食物

多吃高纖食物避免便秘，可以改善膀胱過動。

‧富含維他命 B 的食物

例如：堅果類，可以穩定膀胱神經。

‧維他命 C 含量多的食物

像是芭樂、奇異果等，可以促進膠原蛋白製造。

若是怕食物攝取不足，來個綜合維他命是最方便的了。

‧體重控制

避免肥胖也是可以減少膀胱過動的發生。

‧溫補的食物

鳥博士覺得：中醫方面說的可以「溫補」或「收斂」的食物是有些幫助的，所以像麻油類的食療、龍眼乾茶等等，或是冬令進補的觀念，的確對比較「冷底」體質的人是很不錯的。

鳥博士記得小時候尿床，據鳥媽媽說是吃「巴蔘燉斑鳩」吃好的。難怪現在看到路邊的斑鳩，鳥博士還會不由自主地吞吞口水……（喂～）現在想起來，應該是巴蔘的功效，斑鳩不斑鳩應該沒那麼重要。可憐了那些斑鳩……

‧規律的運動

像是每天走走路來緩和自律神經，當然是絕對有益的。

最後提醒，生活習慣最重要的是持之以恆，累積小的好習慣、避免壞習慣，日積月累才會看到效果，大家加油喔！

宜	膀胱過動	忌

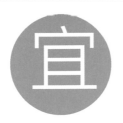

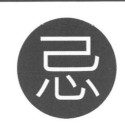

適度飲水

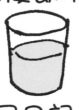

咖啡

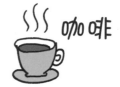

排尿日記

時間	排尿	急尿	漏尿	尿量	喝水量	備註 P.S.

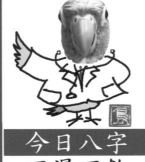

今日八字
不渴不飲
不急不尿

茶
酒

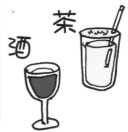

溫補食物

運動

碳酸飲料

菸

維他命C

高纖食物

焦慮

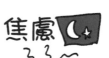

代糖

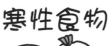

維他命B

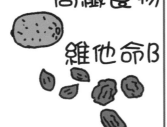

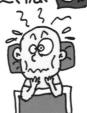

寒性食物

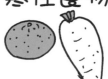

Q 27 我一大笑或一用力，就尿濕褲子，怎麼辦？

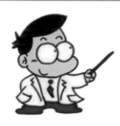

Ａ：的確！「尿失禁」是讓許多女人困擾、尷尬及難以啟齒的問題！

「如果有下輩子，你要當男生還女生？」

若是問鳥博士的話，鳥博士想繼續當男生（但希望換成帥的那種……）。

不是重男輕女，完全是因為當醫生看多了，從醫學觀點來看，覺得當女生好辛苦啊～～（雖然平均活得比臭男生久……）

別的不說，光從青春期起，每個月都得「包幾天尿布」……想到那股悶熱感，真心替女生覺得辛苦！好不容易熬到了更年期，「尿布」就要「屆齡退休」，沒想到有不少婦女反而開始出現「隨時都得包」的狀況！

沒錯，尿、失、禁……這是很多女生除了膀胱炎以外，最常被困擾而且不大好治療的症狀。

❓ 尿失禁常見的狀況有以下三類

· 第一類：

「哈哈哈……鳥博士的笑話好好笑啊！哈哈哈……哈哈哈……喔哦……下去了……（臉上三條線……）」

這一類型稱為「應力性尿失禁」，就是哈哈大笑或是運動時，只要肚子有用力的狀況，力量傳到膀胱，力量一往下傳，就尿褲子。

中文叫「應力」，沒有很好懂，其實就是英文的「stress」，所以這個病的英文叫做「SUI（Stress Urinary Incontinence）」，也就是外來的壓力超過膀胱括約肌「鎖得住」的能力，而造成漏尿。

・第二類：

「哎呀，尿好急啊⋯⋯廁所快到了⋯⋯快點⋯⋯快點⋯⋯喔哦⋯⋯出來了⋯⋯（臉上三條線⋯⋯）」

鳥博士說明：

通常這一類型的人尿急起來憋不住。之前分享過的「OAB」，就是這個病的主因，稱為「急尿性尿失禁（Urge Incontinence）」。

・第三類：

「想尿但尿不出來，下腹都脹成哈密瓜了，怎麼就解不出來？一直滴⋯⋯（臉上五條線⋯⋯）」

鳥博士說明：

這一類型通常是因為膀胱很滿，但卻解不出尿⋯⋯尿液滿到溢了出來，稱為「滿溢性尿失禁（Overflow Incontinence）」。

除了上述三種較常見的尿失禁種類之外，還有其他兩種尿失禁：功能性尿失禁（Fuctional Incontinence）以及混合性尿失禁（Mixed Incontinence）。

・功能性尿失禁

就是膀胱其實正常，但因為其他原因，例如像中風、阿茲海默症等等神經方面的疾病，造成有尿意、但是行動上無法正常去解尿而造成失禁。

・混合性尿失禁

就是有不只一種的尿失禁原因。

一個病可以分成五種類型，就知道雖然表現出都是「尿褲子」，但「案情並不單純」！有經驗的泌尿科醫生，大概聽症狀和簡單檢查，差不多就可以掌握是哪一類型。但常需要進一步做其他檢查，例如：尿路動力學、錄影尿路動力學等等檢查，方有助進一步評估該選擇哪種治療。

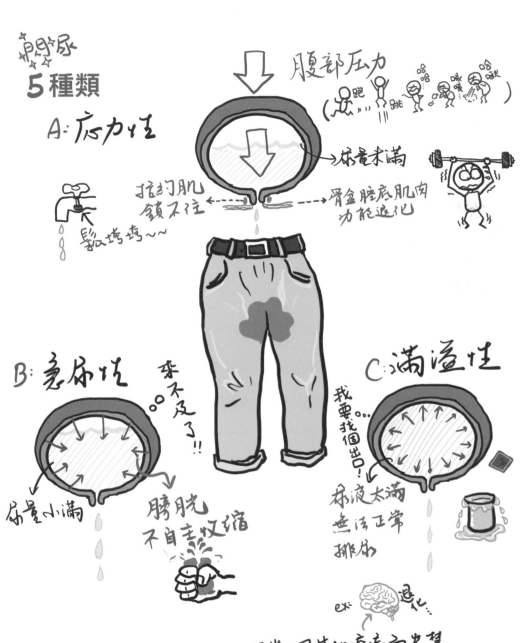

漏尿
5 種類

A: 應力性

腹部壓力
(跑 跳 哈哈 咳 因)

→尿量未滿

括約肌鎖不住

髮垮垮~~

→骨盆腔底肌肉功能退化

B: 急迫性

來不及了!!

→尿量小滿

膀胱不自主收縮

C: 滿溢性

我要找個出口!

尿液太滿無法正常排尿

D: 功能性: 膀胱功能正常, 因其他疾病而失禁.
E: 混合性: 以上類型の混合

ex → 退化...

Q28　有什麼保健方法可以預防尿失禁嗎？

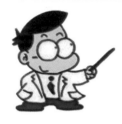

A：以婦女朋友最常遇到的急迫性尿失禁和應力性尿失禁為例。

・急迫性尿失禁

因為膀胱收縮太早，造成尿意感一出現就有急尿而憋不住，因此而漏尿。

這種因為 OAB（膀胱過動症）引起的尿失禁，比較少，因為通常會嚴重到失禁，都是拖太久不治療才會發生。

OAB 的藥物治療效果很好，請醫師診治開藥會很有幫助。平常保健可根據之前的「頻尿篇」（Q26）的建議。

另外，鳥博士覺得有個很好用的方法：就是在時間還沒到就**感覺尿急時**，可以「**提肛**」5～10下，**每次5～10秒**。通常這個動作做完，「忍不住想尿尿」的感覺，就會減輕，不妨試試。

・應力性尿失禁

主因是骨盆底肌肉鬆弛了。

治療方式有藥物、注射、手術等等，本篇把焦點放在平常如何保健。畢

竟，應力性尿失禁到需要做那些治療時，通常都需要找醫生診治了，只有保健是不夠的。

應力性尿失禁原因是骨盆底肌肉鬆掉，所以最重要的就是再利用運動，把它復健回來！

什麼運動呢？最有名的就是凱格爾運動（Kegel exercise），於 1948 年由美國凱格爾醫生公布，藉由重複縮放部分的骨盆底肌肉進行，用以幫助懷孕婦人準備生產，降低產後尿失禁。

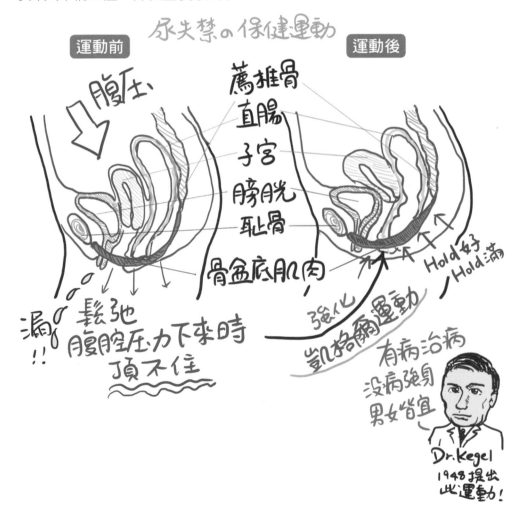

實際要練凱格爾運動，可以找專門訓練師指導。有一些工具（例如：陰道圓錐體、生理回饋輔助儀）可以幫助運動方式對不對，還可測量訓練效果。

　　凱格爾運動訓練的方法有很多種，但任何事情方法一多，就不容易實行。

　　鳥博士提供最簡便的，讓你可以持之以恆地進行。

▶ 簡易版凱格爾運動

1、站立

2、腳跟併攏、腳尖分開 90 度。

3、踮腳尖時，做「提肛」動作 5 ～ 10 秒。

　　（平衡感不好的人，可以扶著支撐物）

4、放下腳跟

5、重複進行 5 ～ 10 分鐘

6、天天練

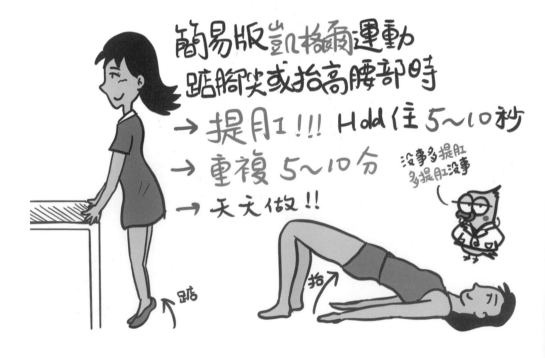

睡前躺著也可練，這些運動的重點在於：掌握住只用到「骨盆底肌肉」去憋住尿的感覺。而不用到腿部、臀部等等其他肌肉，這樣效果才會好。簡單說，就是像想放屁但是把它忍住，也就是尿尿或便便一半，硬是把它中斷的那個感覺。一旦掌握住那個感覺，平常也可以做。如果不方便做太大動作，單純只練提肛也是有幫助的，鳥博士都教患者們每天收縮 300 下以上，長久下來一定有幫助。

 備註
提肛動作對男性性功能也有保健動作，簡直是居家常用必備良「運動」！

Q29　聽說有一種痛比生孩子還痛！？

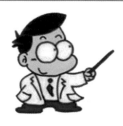

A：這種痛，你絕對不會想經歷！到底是什麼？

來，測驗一下你的泌尿科常識敏感度！

臺灣的夏天，如果有人突然單側腰部劇痛，痛到「面青面綠」、冷汗直冒，什麼姿勢都覺得說不出來的難過……你會想到什麼疾病？

如果你知道進一步問：

「小便顏色怎樣？有沒有變深變紅？」

「以前有沒有結石過？」

「有嘔吐嗎？會頻尿嗎？」

「蛋蛋的哀愁？」

那恭喜你，可以考慮買一件醫師服，有空來泌尿科打工兼差了！（大誤）

沒錯，**每年夏天，尿路結石病人數量是冬天的 3 倍、甚至 5 倍以上。**

因為天氣炎熱，尿液濃縮。結石體質的人，很容易小結晶就凝結成大結晶；小結晶像沙，大結晶就是結石了。但有時也會遇到幫病人照完超音波，跟他說有結石不小時，被病人反駁：「我朋友說結石會很痛，我沒有很痛，只是痠而已，哪有可能是結石？」（鳥博心裡 OS：那要不要找你朋友看看

就好了？（誤））其實小結石比較會移動，所以比較可能痛；大的反而不一定會痛。

▶ 那為什麼結石會突然痛到比生孩子還痛？

進展之所以這麼快，其實是這樣：結石如果在腎臟慢慢結晶時，病人幾乎是沒感覺的，可能頂多痠痠的。但如果有一天，某個狀況「觸發」這個結石從腎盂往下滾到輸尿管。（就像大雨會讓山頂巨石順著土石流滾下來一樣！）如果這結石夠大（通常 0.5cm 以上），就可能卡住輸尿管。

而輸尿管有三個相對狹窄處，也是結石最容易「卡到」的點，由上而下分別是：

1、腎盂輸尿管接合處（簡稱 UPJ Ureteropelvic Junction）

2、髂血管跨過輸尿管處（Iliac vessels cross over)

3、膀胱輸尿管接合處（簡稱 UVJ Ureterovesical Jnction）

如果結石在這三個地方不小心「卡到」，造成突然腎水腫，使得腎臟腫脹，刺激腎臟被膜上的神經，就會誘發「腎絞痛」（renal colic pain）。

醫學上如果用「絞痛」來形容的痛，通常就是真的很痛！

有多痛？

鳥博士看過病人走不到急診床，就在地上滾來滾去的。就算沒那麼極端，絕大部分也表現出「臉色青筍筍」，快說不出話來，後腰敲一下就痛苦不堪，連帶可能出現「血尿」、「蛋蛋痛」、「頻尿」、「嘔吐」等附帶症狀。

通常醫生會先分析這些症狀怎麼來的，然後從這些症狀中去推敲病人可能的狀況。再用檢查佐證自己的推論，過程就像福爾摩斯般，抽絲剝繭地推理，最後指出「兇手就是你！」也算是醫生辛苦工作中的「小小確幸」。

❓ 症狀的推論

·「血尿」

血尿出現，就可以猜測結石位置應該是在輸尿管裡滾動，因為結石的結晶摩擦輸尿管壁，造成粘膜出血（想像一下砂紙在磨泌尿系統（誤））。

·蛋蛋痛

為什麼會「蛋蛋痛」？

很有趣，對不對？

鳥博士遇過好幾個，以為自己蛋蛋痛是「長芒果」（台語：生ㄕㄨㄞ二聲啊），結果查起來是「同側腎結石」。

這是因為蛋蛋在胚胎發育期，跟腎臟是同一個來源，所以腎臟疼痛時，有時蛋蛋也會覺得疼痛。這種痛跟長芒果的痛不太一樣，長芒果通常蛋蛋會腫起來，結石的話不會。（我看到你左手開始往下伸，想自我檢查！？別急，洗澡時再試（大誤）。）

通常如果病人只有腎絞痛或蛋蛋痛，那鳥博士會猜他的結石還卡在中上段。

·頻尿

如果病人合併「頻尿」、「想尿，但去尿卻沒有尿」的症狀，那通常這結石已經「過2關」，下降到接近膀胱位置，因為結石刺激膀胱收縮，所以沒尿也想尿。

如果病人只有血尿、頻尿，但腎臟完全不痛，那你可以推測：這結石已經過了輸尿管最緊的一關，進到了膀胱裡面。

‧尿不出來

如果病人是感覺突然阻塞住，尿不出來（前提是知道他有結石），那很可能他的結石從膀胱想「投奔自由」，跑到尿道，結果卡在尿道裡了。這也是為什麼天然狀態下，女生是不會有膀胱結石的。因為女生尿道很短，結石能進到膀胱的話，大小通常在 0.5cm 以下，所以到了膀胱就會從尿道排出了。所以在正常狀況下，女生不容易有膀胱結石。

但醫學上總是有不正常狀況：女生有膀胱結石，通常可以發現是「外力」造成，例如，放入異物（放電線結果打結在裡面、放原子筆結果筆套掉進去等等）或是骨盆腔手術過，而縫線穿透到膀胱內，被尿液結晶卡在上面成結石。

‧嘔吐

那為何會「嘔吐」？因為腎的感覺神經，有一支是從腸胃道的神經分出來的，所以腎絞痛也會刺激腸胃不舒服，造成嘔吐。

？ 腰痛都要想到結石嗎？

也不是，最簡單的區分就是：如果是肌肉骨骼方面的腰痛、下背痛，通常和姿勢有關，可以找到某個姿勢會比較不痛，而且可能有明確的「壓痛點」，大部分都發生在平躺休息比較久之後，起床開始感覺到疼痛。但若是結石的話，因為是內臟痛，所以姿勢怎麼喬都還是很痛，所以其實很簡單可以區分。

另外有個要注意的是：一定要看一下病人痛的部位的皮膚，鳥博士遇過好幾個有結石病史，突然腰部不舒服，自己以為又是結石來看泌尿科。但是查起來又不像，仔細觀察他皮膚，可以看到細小水泡群，原來是「皮蛇」初期，水泡還沒出現，先出現神經痛症狀。

以上這些鑑別診斷先讓大家了解了，就可以幫助你做簡單的判斷哦！

尿路結石 Part 1
(位置&症狀)

腫脹造成
腎絞痛
refer
睪丸痛

嘔吐

腎結石

因為輸尿管
阻塞而腎水腫

1. UPJ

輸尿管の3個
狹窄處~
(輸尿管結石)

2.

黏膜出血
造成血尿

*腎結石往下掉.
掉到××就叫
××結石。

FB: Dr.Bird

3.

UVJ

膀胱結石

尿道結石

刺激造成
頻尿

卡在尿道造成解尿困難

Q 30 為什麼不長鑽石，長結石？結石到底是什麼成分？

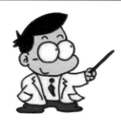

A：炎炎夏日，尿液濃縮，容易形成結晶，結晶凝集變大，就形成結石。

❓ 結石到底是什麼成分？

根據研究：結石成分林林總總可能有 32 種，還好我們沒有要攻讀醫學博士，有 27 種我們不用鳥它，只要知道幾種就可以了。這裡先介紹比例占最高的一種─草酸鈣。

‧草酸鈣

占了約 80%。就是草酸結合了鈣所形成的結晶，特性是「硬」，黃褐色，不規則形狀，X 光可見（這點很重要，X 光照不出來的話，很難處理）。

常被病人問到：「草酸鈣！？那不就不能吃鈣片？」

其實剛好相反，適度的鈣（每天 1000mg）補充，反而可以在腸胃道跟草酸結合，從便便中排出，減少草酸吸收，當然就減少了尿中的草酸鈣。重點在避免食物中過多的草酸，像核果類、菠菜、芹菜、深綠色蔬菜、豆腐、巧克力等等的高草酸含量食物。

「那不就一堆食物不能吃？像剛剛那些食物，營養成分都很豐富，難道不能吃？」

不，鳥博覺得草酸這件事，只要有個基本概念就可，有得過草酸鈣結石的人，才需要特別留意。

預防方法：

一般人要預防草酸鈣結石的話，更重要反而是水，因為水分太少，沒法溶解尿中的草酸鈣，才會結石，所以**「補充水」比不吃含草酸食物要重要的多**。

跟鈣有關的要注意的倒不是吃進去的鈣的量，而是維生素 D。過量維生素 D，可能會促進血鈣太高，而從尿液排出，增加草酸鈣結晶機率。

另外有一個很少見，但是很值得一提的狀況：

差不多 17 年前，骨科醫師請我去看一張 X 光片，病人是國中生，因為長期腰痠找骨科檢查。

「鳥博士，你來看看，我骨科當這麼久了，還沒看過這樣的 X 光片！」骨科醫師語帶玄機地說著。

鳥博心想：「什麼 case 能讓前輩這麼驚訝！？」

這一看不得了！病人小小年紀，兩邊腎盂居然完全長滿了結石。

結石呈現所謂的鹿角石（其實是腎盂像個石膏模子一樣，裡面都長滿了結石，結石就被塑形成鹿角狀）。

「快抽血檢查他的副甲狀腺！還有腎功能！」鳥博士憑直覺脫口而出！

報告出來，果然這位小朋友是副甲狀腺亢進！而且腎功能已經因為結石塞滿腎盂，開始變差；尿液也開始出現感染現象。

「為何副甲狀腺亢進，會造成巨大結石？」

因為副甲狀腺功能是在協調體內鈣和磷的平衡。副甲狀腺增加時，鈣會從骨頭裡釋放出來，血鈣就會升高，尿鈣也升高；副甲狀腺太亢進，就會使尿鈣大量升高，而容易結石。

跟病人的媽媽仔細解釋後，他媽媽恍然大悟，眼眶含淚地說……

「厚，難怪他從小學就身體很弱，怎麼吃都吃不胖，然後常常發燒，都以為是感冒，只帶去看耳鼻喉科……」

後來這位小朋友，邊幫他安排內分泌科治療，邊陸續幫他處理那兩顆巨大鹿角石。

最後成功處理掉那兩顆大結石，也讓他的腎功能恢復正常。

尿路結石 Part 2-1
成分篇-1

1. 草酸鈣（最常見）

⊕：促進
⊖：抑制

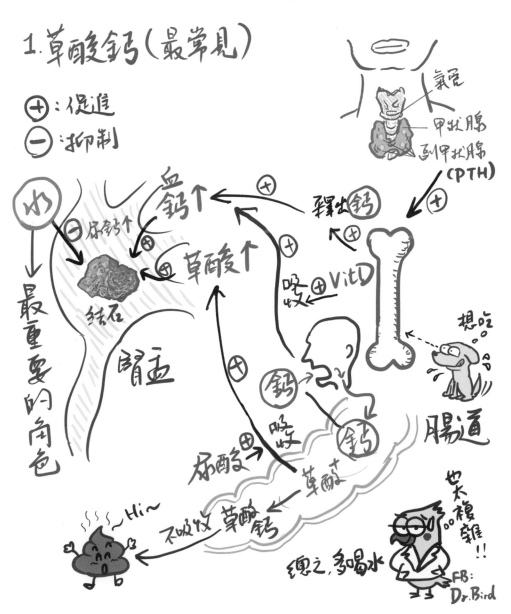

血鈣↑

⊕ 釋出鈣

甲狀腺
副甲狀腺
(PTH)

⊖ 尿鈣↑
⊕

結石

⊕ 草酸↑

⊕

吸收⊕VitD

腎盂

⊕ 鈣

吸收

尿酸⊕ 吸收

草酸⊕

不吸收 草酸鈣

~Hi~

氣管

想吃

腸道

也太複雜!!

總之, 多喝水

最重要的角色

FB: Dr.Bird

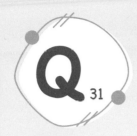

Q 31 結石還有什麼其他成分？

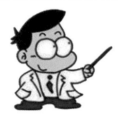

A：前面介紹了尿路結石最常見的是草酸鈣。繼續介紹其他的「頑石」成分。

? 結石的其他成分

・磷酸鈣結石

原因也是尿鈣過高，但它的尿液是偏鹼，也就是説高尿鈣加上 pH7.5 以上鹼性尿液，結石就偏向磷酸鈣而非草酸鈣。

・磷酸銨鎂結石：

這顆要特別注意，尤其是女生！

因為結石都是男比女多，但這顆例外！它和泌尿道感染有關，而女生泌尿道感染遠多於男。

「感染而已，怎麼會形成結石？」

因為細菌把尿素分解成出氨（銨），磷酸和銨結合，進一步形成磷酸銨鎂，就形成大顆「鹿角石」的主要成分。

「鹿角石」很容易一直反覆腎盂炎，而使腎臟功能受損，是結石界的「大魔王」！而且它的處理，相當麻煩，非常值得專論一番。

總之，儘量避免慢性泌尿道感染，以免「鹿角石」上身！

・尿酸結石

尿酸過高，不只造成痛風，也會形成結石。

應該很多人都知道，尿酸和含「普林」高的食物有關。這只要 Google 一下痛風飲食，就可以看到很多高普林食物列表，像海鮮、內臟、豆類、菇類等等。如果記不起來，有個大原則就是**「細胞多的，普林較高」**！

例如：10 克鮭魚卵和 10 克小魚乾，都算海鮮類。但今天你請鳥博士吃日本料理，痛風體質的鳥博士，該點哪一個？（料理東西軍：ご注文はどっち！？）

「當然是鮭魚卵！因為它比較貴！」

「x@XO$&......」

沒錯，是鮭魚卵，但不是考慮錢啦！

因為鮭魚卵一顆才等於一個細胞，一條魚的細胞可能就上億個了。這提供你吃東西時的參考。

「所以『優格』的普林高不高？」

高！因為裡面一堆乳酸菌，一隻細菌也可以算一個細胞！

又，10 公克魚子醬和 10 公克鮭魚卵，鳥博士該點哪一個？（魚子醬顆數多於鮭魚卵。）

答：這時就算痛風正在發作，痛得吱吱叫，鳥博還是會點魚子醬，因為高級太多了（大誤）。

尿酸結石麻煩的地方在於 X 光照不出來，所以萬一要碎石時，不好定位；尿酸也會促進草酸吸收，所以高尿酸血症的人，也容易草酸鈣結石。

・胱胺酸結石

很少見，但值得被知道，因為它是「隱性基因遺傳」的蛋白質代謝疾病，非常特殊，但我們知道一下就可以了。

知道了這些結石成分後，你可能會想：

「鳥博士，講到化學就霧煞煞啦，講簡單一點，怎麼可以預防比較重要吧？」

鳥博士：「哇哉啦，懂點基本道理，才不會鳥博士亂講你也信咩！」

歸納起來，結石成分最主要歸因於：高尿鈣、高草酸、高尿酸、感染，和體質有密切關係！

尿路結石 Part 2
腎結石の成分 & 預防

⊕ : 促進
⊖ : 抑制

草酸鈣
⊖ 75~85%

磷酸鈣
10~15%

乙磷酸鈣鎂
5~10%

檸檬酸

高尿鈣結石
酸 鹼尿

鹼尿
鎂 CO_2
細菌 感染
尿素

鹿角石 !!
感染源

蛋白
<5%

胱胺酸
<5%

尿酸
5~10%

To eat or not to eat?!

148

❓ 如何預防結石

・**飲食**

　　如果有過結石的人或痛風，就要知道自己是容易結石的體質，就**該避免高尿酸、高草酸飲食，水分要非常充足，最好讓尿液稍微偏鹼（少吃動物性蛋白）**。

　　常見蔬菜裡，草酸含量最高是菠菜；如果要吃菠菜，建議汆燙會比熱炒好，草酸釋出比較少。但是適度吃入鈣質，反而可以減少腸道吸收草酸，所以菠菜加豆腐，並不用刻意避免。

　　短時間內突然吃入大量高草酸食物，也會促成結石形成。（大力水手卜派要小心了！）

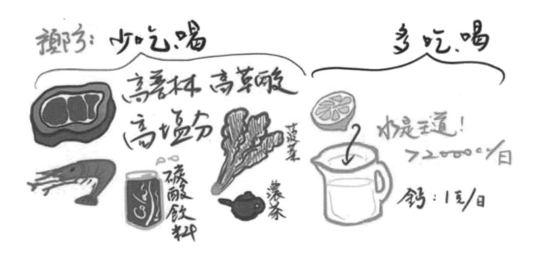

‧ 藥物

「鳥博士，有什麼藥物可以預防結石？」

有的，**「檸檬酸鉀」可以有效預防結石。**

原理很有趣，低鈉飲食可以減少尿鈣，妙的是，鉀跟鈉是互相拮抗，所以高鉀就會低鈉，可以減少尿鈣。因此，高鉀食物（例如水果）有助於預防結石，但是腎功能要正常才可以高鉀飲食，不然鉀離子太高會引起心跳異常而休克。

而檸檬酸會跟草酸競爭鈣（兩男搶一女，有情人成眷屬，另外那個只能打光棍，這樣的概念），可以減少草酸鈣形成。

鳥博常教病人，如果胃還好，一天一壺不加糖檸檬水當水喝，有助於減少及排出結石。

‧ 充足的水分

除了注意以上這些成分，**最重要的是：水！水！水！** 因為不管什麼成分，有充足的水，就可以促進溶解，減少結晶。同時，充足的水還可以減少泌尿感染的機會。

喝水量一般以體重 X 30cc 來增減（前面有詳細介紹喝水量計算方式）；容易結石的或是活動量大、天氣熱，可以再增加。

像 50 公斤的人，本來充分的喝水量是 1500cc，但在夏天，可能需喝足 2000 甚至 2500 以上才能達到預防結石的效果。

佰得注意的是：**不能以茶飲、咖啡代替喝水喔！特別是高糖份或碳酸飲料，喝多也容易結石！**

　　有一個特殊狀況，女生也要特別注意：

　　常便秘，而常吃緩瀉劑的人，會因為電解質和酸鹼失衡，而產生一種特殊尿酸類結石。所以慢性便秘別隨便長期吃緩瀉劑哦！

Q 32 結石怎麼那麼多種手術方式？該怎麼選擇呢？

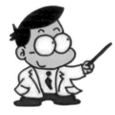

Ａ：關於結石治療方法的各種疑問，鳥博每天都得聽 N 次以上！

「哎唷，醫生，我不要 Bonjour（打石頭）啦，聽說對腰子傷害很大！」

「醫生！我朋友他的結石，喝啤酒就排出來了，為什麼我的要用夾的？」

「醫生！我表弟的結石用「Bon 耶」（震波）就解決了，為什麼我要開刀！？」

為什麼同樣是結石，治療方法卻這麼多種？讓病人莫衷一是！不知道要聽主治醫師的，還是要聽隔壁老王的？

這是因為**結石的處理方式會因為大小、位置、症狀、成分這些因素而有不同。**

所以不要隔壁老王說他的結石怎麼治好的，就以為所有的結石都一樣療法。

備註

名詞解釋：ESWL：體外震波碎石
　　　　　URSL：輸尿管鏡碎石
　　　　　PCNL：經皮腎造瘻碎石
　　　　　OP：開刀

症狀：感染 → 先抗生素殺菌 膿引流

阻塞 → 先引流腎仍膿 以直接外接處理結石

絞痛 → 止痛

どうするの？
??

位置

判斷標準

成分：
草酸鈣等 → X光可見
尿酸 → X光不可見

→ ESWL. PCNL. OP

→ URSL. OP. ESWL

→ OP. 膀胱鏡碎石

→紅皮膚廔瘺
→ 引流管

雙J導管

大小
① < 0.4cm
└→ 保守療法 自然排出。

② 0.5~2.5cm → 腎 → ESWL
結構管 → ESWL URSL OP

② > 2.5cm → 腎 → OP PCNL
太大不起 ESWL
膀胱 → 膀胱鏡 碎石 OP
鹿角石 → 結核鹿角石 → OP
→ 膀胱結石 → OP.膀胱鏡 碎石

❓ 要不要外科療法的判斷因素

Size does matter！看大小顆！

結石如果很小顆（小於 0.4cm）用藥物治療，可能就會排出。這時就沒什麼必要用外科治療去弄它。

藥物治療，除了西藥治療以外，其他奇奇怪怪的偏方，鳥博士也遇過不少！目前的「偏方誇張榜」上第一名的是：「鐵屎茶」！

鳥博士有位病人結石 0.8 公分，明明等到天荒地老也排不出來，但病人就是不想手術。後來病人說他撿「鐵屎」（電焊噴出的金屬顆粒）來泡茶喝，結果就不痛了（但結石根本就還在）！應該是重金屬中毒，影響神經，所以感覺不太到痛了！不是結石好了！

所以該手術時就該選擇手術，不要亂找偏方傷身。

❓ 該怎麼選擇外科治療方式

結石 0.5cm 以上，就可能需要外科方式才能清除。

以下四種你該知道的結石外科療法：

・開下去拿

直接開刀。

在體外震波碎石術發明前，要去除結石，只有手術一途。依不同部位，有從腎臟開的、有腎盂取石的、輸尿管取石、膀胱取石。

這類的手術，現在已非常稀少（比日本原裝進口的壓縮機還稀少⋯⋯（離題））。

因為泌尿醫學進步實在很快，尤其在過去 20 幾年間，因為各種工具的進步，越來越多的刀可以「微創」進行。再過沒多久，年輕醫生就可能完全沒有機會親眼看到這類手術怎麼做。

鳥博士有幸夠老（還是不幸太老？），28 年前住院醫師時，還時不時會跟到這種刀。

・隔山打牛

體外震波（ESWL），是目前治療的主流，後面會專文介紹它的歷史和原理。

・伸進去夾

輸尿管鏡（URSL），膀胱鏡碎石。

從尿道伸入內視鏡，進到輸尿管裡向上到結石的部位，再用各種方法（水電波、直接撞擊、雷射或是網子等等）將結石震碎取出。現在還有軟式輸尿管鏡，因為可以彎曲角度進入到腎盂，連腎結石也可清除，優點是無傷口。

・打個洞取

經皮腎造瘻取石術（PCNL），對於無法用震波處理的大顆腎結石（2.5公分以上），可以從腎臟外面打一個洞、放一根管子，等管道穩定後，再放內視鏡直接處理結石。

總之，結石位置大小不同，「提煉作法」嘛不同，選擇最適合的方式才是王道喔！

Q 33　如果腎結石必須開下去，是怎麼開法？

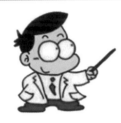

A：如果泌尿科醫生開過「腎臟取石術」，一定會覺得這刀很有震撼力！因為這刀開起來，就像在拆「不停倒數計時」的炸彈一樣緊張，一定覺得血脈賁張、非常刺激！

❓ 「腎臟取石術」，姿勢該怎麼擺？

腎臟在後腹腔，就是你的手往後叉腰，會摸到下面的肋骨，腎臟就在倒數第二根肋骨那位置。

麻醉之後，讓病人側躺，並把病人身體擺成倒 V 型，用一些墊子把病人夾住固定在手術臺上。（看電視劇覺得外科醫師好酷，但其實外科醫師幹的很多都是些體力活兒！）讓腰部盡可能展現出來，因為「腰子」很深。

消毒、鋪上無菌單之後，切一道傷口，開始一層一層剝開組織，直達腎臟部位。（用講的，很簡單很快啦！）

腎臟這器官很妙，沒有韌帶支撐。

那靠什麼支撐？

靠「腰」！？

不是啦，是靠「油」！

等你一層一層往下剝，會看到一層膜，叫做「Gerota fascia」。每次剝到這層膜，它的名字都會讓鳥博士突然想吃義大利冰淇淋（Gelato 傑辣～～～多！）。先忍著，這層膜裡面包著都是脂肪，這緩衝力很好的「油」，就是負責支撐保護腎臟。（「枯胸」cushion 的概念。）

鳥博士胖還是有胖的好處滴！慢慢把這層油打開，就會露出腎臟。這時重頭戲來了，我們會先往內摸到俗稱「Pedicle」的地方，就好比水果的「蒂頭」一樣。

這地方就是腎臟的血管。

因為腎臟血流量非常大，每分鐘流進一邊腎臟約 600cc，占心臟輸出量的八分之一。腎臟小小一顆（只占體重 0.5%），卻有這麼多血流過，可以想見，如果把腎臟直接切開，絕對會噴到你「腎」血淋頭！

❓ 不可能任務的「腎臟取石術」

所以要拿結石，不能直接切開腎臟，必須先摸到它的「把柄」，然後用一種特殊長鉗子伸過去，準備好隨時可以夾住它，阻止出血。這時千萬不能直接夾喔！

接著精彩的來了，刷手護士會非常忙碌地準備「無菌碎冰」+「無菌大塑膠袋」。

真的要製作冰淇淋（Gelato）嗎？

不是，我們會把像垃圾袋大小的無菌袋中間剪開，把它套在腎臟下，就像去理髮穿圍兜兜一樣，只露出頭。

然後把無菌碎冰通通倒進去，彷彿可以聽到腎臟發出「啊～～ Jolin（就冷）～～」！（誤）

「準備計時！」

「夾住 Pedicle！計時！」

「拆彈時間」來了！！

（腦子裡響起「不可能任務」的「丹丹……丹丹丹……丹……答喇低～～答喇答～～」的片頭節奏！）

要在引線引爆炸彈前，取出結石！

我們快手快腳地把被冰得有點灰白灰白的腎臟切開，雖然夾住血管了，血還是冒了不少出來，不愧是血流量第一的器官啊！

邊抽吸冰水與血，邊把腎臟傷口擴張開來，露出裡面的「大魔王」……鹿角石。再來就好像「石膏脫模」一樣，用鉗子小心翼翼地把它完整地拿出來！

如果你到沙灘看過鹿角珊瑚斷片，把它染成深褐色，就跟這鹿角石一模一樣！

這鹿角怎麼長成的？就是腎盂的形狀，結石長好長滿，就被塑形成這樣子。

「幾分鐘！？」

「8 分鐘！」

「15 分鐘時告訴我！」

邊搶時間邊把手指伸進去腎臟，檢查還有沒有「大魔王的小嘍嘍」躲在腎盂的迷宮裡。

一一把它們掏出來，承接的彎盆發出「噹噹噹」的聲音。

對照一下 X 光片看到的數量。

「清除乾淨，縫合！」

縫腎臟也是要點技巧，因為吃過「三杯腰子」（餓）的都知道，腰子脆脆的，縫的時候如果手法不漂亮，很容易線就「cut through」，把腰子肉切裂。

「15 分鐘了！」

「知道！」

時間滴答滴答地走著，我們手不停地動著！

「好，放開 Pedicle!」

腎臟縫合處，雖然有點出血，但不嚴重。

這個刺激的刀，總算過了最緊張的階段！

「關傷口！」

可以鬆口氣了！

為什麼這麼搶時間？「好像在救火」一樣？

因為腎動脈一被夾住，腎就開始缺氧。血流量這麼豐富的器官，代謝很快，缺氧越久，腎功能越受損！

所以要用碎冰幫它降溫，使代謝率降低，缺氧不能超過 30 分鐘。

為了盡量維護病人的腎功能，醫生都會越快開完越好。

這就是「不可能任務」的「腎臟取石術」！

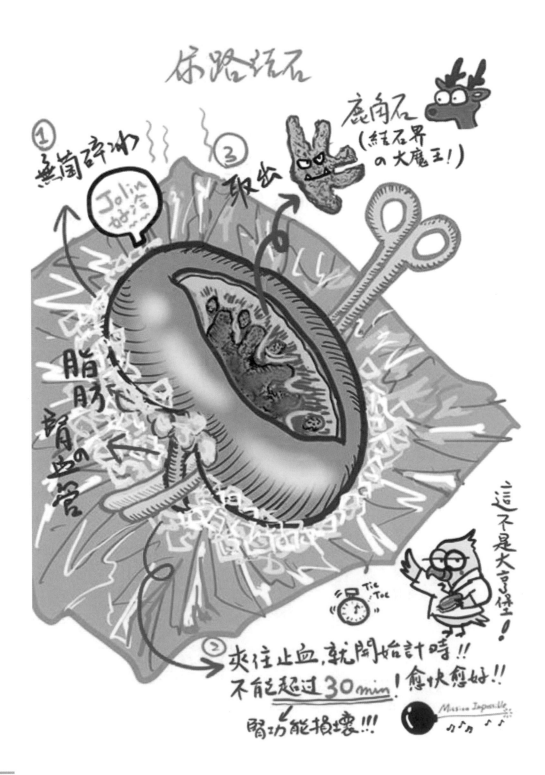

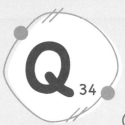

Q 34 「鳥博士，如果結石都不痛，難道不能放著不理它，頂多將來變成「舍利子？」（誤）

（先說好，如果你想像力很豐富，這篇不太適合進食時觀看。）

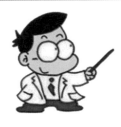

A：「因為你不是扇貝，所以結石放著不會變珍珠！」（誤）

「結石恆久遠、一顆永流傳」，為何不可？

◆ 鳥博士來說個小故事 ◆

20 多年前，某週六晚上，外科急診值班的大學好友顏帥（183cm、排球隊長，很帥！）打電話上來泌尿科病房照會。

「太好了，今天是你值班？快下來看看這 case！片子很奇怪！」

鳥博到了急診，一看不得了！

80 歲阿婆，已經呈現初期休克，血壓 90/60，意識有點模糊。

狀況評估：

有糖尿病，發燒 38.7 度、左後腰敲痛、膿尿，白血球超過 20000！

顯然是左腎嚴重感染合併敗血症！

「片子怎樣奇怪！？」

「CT（電腦斷層）看不到左腎啊！」

「ㄟ～～～有這種事！？」

鳥博一看 CT，果然在應該是左腎的位置，只有一大團糊糊的，裡面有很多一顆一顆黑影。

仔細看，發現在通常是輸尿管的位置，有一顆 1 公分的結石。

「病人血糖多少？」

「300 多，糖尿病沒按時吃藥。」

「嗯嗯，我覺得她應該是先左輸尿管結石阻塞，引起腎水腫。」

「可能因為年紀大又糖尿沒控制，神經變遲鈍，不知道痛。」

「阻塞久了加上血糖太高，引發細菌感染！」

「而且是最嚴重的產氣性腎盂腎炎！證據是這一點一點黑影，這都是細菌把糖分解，產生的氣體！」

「這種腎炎分四等級，這個 case 比第四等級還嚴重，連腎臟都不見了，這死亡率非常高！」

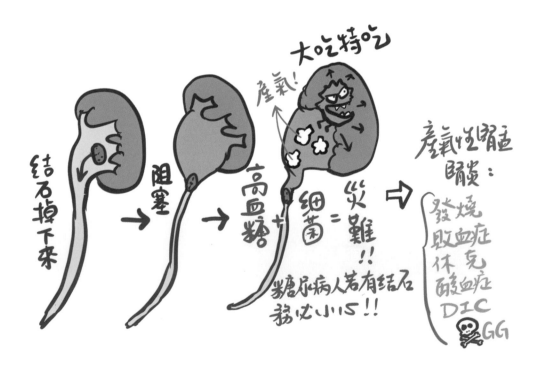

「左腎應該是完全被吃掉了，變成一攤膿血！從來沒看過這麼誇張的！」

顏帥：「那趕快送開刀房，幫她開刀！？」

鳥博：「不，這種狀況，根據統計，全麻開下去死亡率幾乎百分百！」

「因為已經休克，再全麻下去，血壓更低」

「而且主要是時間上再拖下去，細菌毒素大量釋放，造成嚴重酸血症，一旦多重器官衰竭，DIC 發生，就來不及了。」（DIC：彌漫性血管內凝血）

「安捏怎辦！？」

「我們科的前輩，有針對類似的病例，插多根 PCN 引流，存活率比較高！」

「那要請前輩來嗎？」

「不！來不及了，我現在立刻就幫她插 PCN！」

因為鳥博還只是住院醫師，這種嚴重病例，照例還是得打電話，跟值班二線還有主治醫師通報一下。他們也都贊成越早引流越好；也信任我直接處理！

「那我當你助手！」

備註

◆ PCN 引流：
醫學用語 - 經皮腎臟造廔。
說國語 - 從表皮打一個洞到腎臟，讓裡面阻塞的東西可以流出來。

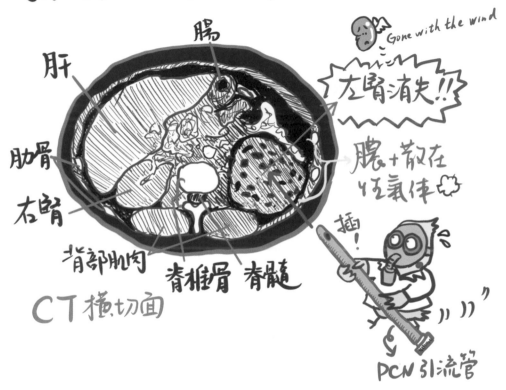

鳥博士醫療札記 消失の腎臟之謎

Gone with the wind

左腎消失!!!

肝

腸

膿＋散在性氣体

肋骨

右腎

插！

背部肌肉

脊椎骨 脊髓

CT橫切面

PCN引流管

不愧是好朋友，沒放我孤軍奮戰！

插 PCN，一般我們會利用超音波當導引，插入一根空心的長針，刺入到腎盂裡，然後放入導線。再慢慢用由小到大的管子，去擴張這個小孔，直到它可以放入足以引流的軟管。（一般是 14Fr 粗，約 4.7mm）但是產氣性腎盂腎炎，超音波會因為一堆空氣產生高回音影像干擾 (dirty shadow)，所以沒法看很清楚，鳥博只能憑手感跟經驗進行。

所幸因為腎臟已經不見了，進針倒不需顧慮太多，鳥博很快就把管子插

進膿的中心點。再來我們就好像蒸餾酒的師傅，盯著管子，等著滴出來的第一滴酒！結果慢慢滴出來一點點的褐色膿血，偶爾排出一些氣體，發出「嗶啵」聲，就好像某種腸胃生理機能一樣。

只是這氣味更可怕，簡直是挖臭水溝泥巴時的氣味！

「這樣不行，流太慢了，太濃稠了！」

「那怎辦？再多插幾根？」

「膿太多了，來不及，我想直接切開！」

鳥博對阿婆大聲說：「等等腰子會有點痛，不要亂動喔！」

阿婆睜開眼睛，用迷濛的眼神看著鳥博，不知有沒有聽懂。

鳥博補了一針局部麻醉，沿著剛剛 PCN 管子的旁邊，拿起尖刀深深刺進去！阿婆稍微呻吟了一下下。鳥博把傷口深入跟擴大到 2 指幅長，然後把食指和中指伸進去，掏幾下。（別不當聯想！（誤））

Bingo! 裡面的褐色膿血混合著氣體，嗶嗶啵啵開始大量噴出，就像巧克力噴泉一般。

我們趕快拿 CD 盒（換藥用的金屬盒，很像小便當盒）承接。

就這樣，我和顏帥「你膿我膿、忐煞菌多」，接滿第五個 CD 盒時，顏帥直搖頭：「拍謝，同學，我不行了，交給你了！」

不怪他，實在太臭了！鳥博也是熏到頭昏昏的。顏帥已經很夠意思了！這本來就沒他的事。

「等等啦，幫我再多戴個口罩！」

顏帥脫下髒手套後，幫我再多戴上「2 層」口罩，就去忙他的外科急診。

鳥博繼續跟「毒氣」奮戰！（3層口罩還是擋不住那股氣味！！）這時「後腹腔」壓力變小了，需要壓阿婆的腰，才能擠出裡面的膿。鳥博放了一根比較粗的橡皮管撐著傷口。可能意識比較清楚了，阿婆開始知道痛，每壓一下，阿婆就哎哎叫一聲。

　　最後總算「排毒」排得差不多了，鳥博留下剛剛那根管子，把傷口跟管子縫合固定。然後推著載滿十二盒膿的臺車，走出急診小 OR（開刀房）。週末夜，急診滿滿的人，本來很多家屬沒地方坐，都坐到小 OR 外面來。出來一看，這群人都早就躲到走廊另一端去了！原來連在門外的也被臭到了！

　　過了好幾天，阿婆終於從加護病房脫離險境，轉回普通病房，讓鳥博繼續照顧。

　　鳥博去病房查房，換藥時，阿婆看到鳥博，愣了一下。舉起右手，用力打了鳥博一下！

　　「厚！德喜力！（就是你），那天弄得我好痛！」

　　鳥博只能苦笑，心裡OS：「阿婆，要不是痛那幾下，妳那天就GG了啊！」

　　所以結石為何不能放？因為人不是永遠身體狀況都很好的。

　　如果年紀大了，或是糖尿病，使得免疫力變差，結石就有可能造成進一步的感染，危害生命！

　　有過結石的人，每半年追蹤一下，有需要處理，就該處理，留著變不定時炸彈，非常危險！

Q 35 為什麼體外震波可以碎石？

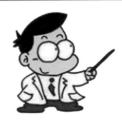

A：「腎結石處理，如果都像鳥博士前面說的那麼大工程，
要開下去拿，不會很『傷腰子』嗎？」
當然會！把腎臟切開再縫合，腎臟細胞肯定「GG」了
不少。

但是總比腎結石一直放著，反覆感染、出血，長期損傷腎臟要好。

兩害取其輕，像「拆彈」般緊張地取出腎結石，實在是必要之惡。

「難道沒有簡單一點的方法嗎？」

有，要靠「基礎科學」很厲害的德國人！

基礎科學的重要性，在各種劃時代的發明上，都可以看到，所以小孩讀
什麼都可以，不一定要讀眼前就用得到的學問（題外話）。

德國的 Dornier 公司由傑出的飛機工程師 Claude Dornier 創辦，他最有
名的就是設計出 Dornier X 這樣的大型飛艇。

對宮崎駿的「紅豬」裡面的各種水上飛機、大型飛艇有印象嗎？就是
Claude Dornier 那個時代的產物。

但飛機公司怎麼會跟腎結石有關呢？

飛機從 1903 年 12 月 17 日，萊特兄弟發明以來，進展快速，到了 1947 年 10 月，第一架超音速飛機試飛成功，從此進入超音速時代。而 Dornier 公司的工程師發現：在超音速飛行後，飛機的金屬表面，都會出現原因不明的凹洞。研究之後，他們發現：原來飛機突破音障時，機體前方的潮濕空氣粒子，會因為突破音速的「衝擊波」撞擊機體，而造成這效應。也就是說「衝擊波」居然打凹了「金屬」！

「金屬可以打凹」！？那結石能不能被這「龜派氣功」打趴？

Dornier 的工程師，Hausler 跟 Kiefer 的團隊，做了實驗：

把石頭放在裝了水的圓筒裡，利用非常高速落下的水滴撞擊水面，製造衝擊波。

やった！「呀噠」！石頭崩了！！

從此困擾人類幾千年的「石頭怪」，可以用「龜派氣功」對付了！

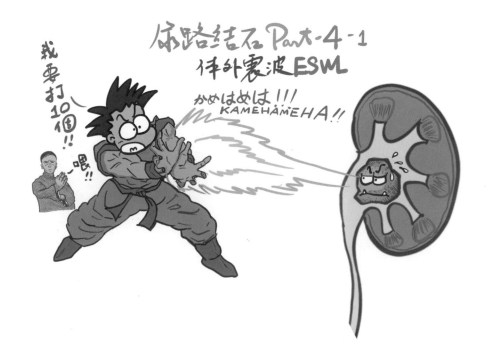

後來他們把震波裝置，改良製作了許多型，其中一種是透過橢圓型的聚焦原理，讓震波可以透過人體，而聚焦在結石上。

要用在人體，安全第一。因此他們在慕尼黑大學醫學部努力了許多年——體外震波碎石機 Dornier HM3 型（HM 就是 Human Model 人體模式的縮寫），終於在 1980 年 2 月 7 日應用在結石患者身上。

當時的機器被稱為浴缸式，因為患者需浸在水裡，讓在水裡產生的震波，可以藉由水的傳導而進入人體，打在結石上。（有興趣的話，可以到臺大醫院景福通道看看，那邊放了一臺，應該就是最早的機型之一。）

鳥博士 20 幾年前當住院醫師時，當時已發明約 10 年，改良到只有部分軀幹要接觸水。震波時，醫生的手要泡在水裡操作超音波去定位結石。而產生震波的裝置，就像一個銅製的大碗公，碗公底部有個火星塞般的電極，產生電火花，電火花震盪水，產生「水電波」（震波），震波經由銅碗公的反射，聚焦在體內結石。

後來又進化成乾式體外震波，震波頭變成一顆裝了水的大球，球頂著要打的部位，震波從裡面產生出來，進入人體。這樣的好處是：可以 X 光定位，所以可以打的範圍更大，連輸尿管下段的結石都可以打；而且醫生和技術員，只要看著動態 X 光，就可以定位結石，方便許多。

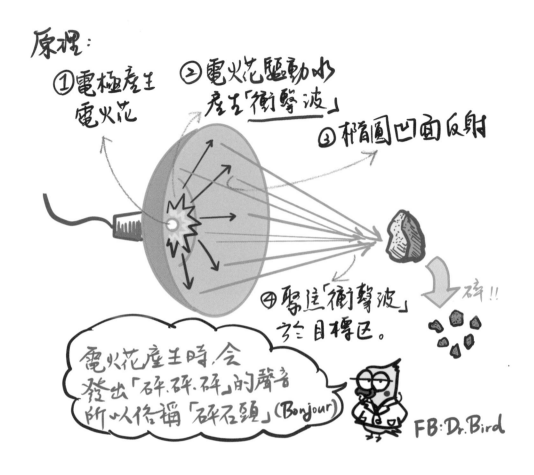

原理：
①電極產生電火花
②電火花驅動水產生「衝擊波」
③橢圓凹面反射
④聚焦「衝擊波」於目標區。

碎!!

電火花產生時,会發出「砰.砰.砰」的聲音所以人俗稱「砰石頭」(Bonjour)

FB:Dr.Bird

體外震波碎石術，在 1984 年 FDA 通過以來，廣泛取代了原本「非開刀不可」的結石手術，目前每年都有超過百萬人接受治療。

Q 36 Bonjour（臺語：蹦啾啊）的威力連石頭都會碎，打在人身上難道不會受傷？

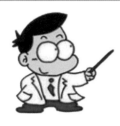

A：「蹦啾啊 Bonjour!?（臺語：爆石仔），我鄰居說 Bon 那個很傷腎ㄋㄟ！」

這應該是每位聽到要體外震波碎石的患者，最常見的疑問！

❓ 到底 Bonjour 會不會很傷腎？

Bonjour 不會打到得內傷的原理是這樣的：

想像一下，離岸 100 公尺處，湧起一道海浪，這道海浪持續朝岸邊推進，最後「轟隆」一聲，重重拍擊在岸邊礁石上，激起巨大浪花！

請問，海浪前進的過程中，海裡的魚會不會受傷？

不太會，對吧？

因為波的能量傳遞，在遇到密度差異大的地方，波的前進被擋下來，能量才會釋放出來。所以海裡的生物，不太會被影響。

震波也是一樣，因為人體組織密度跟水差不多，震波傳到體內，聚焦在石頭上，大部分能量會在石頭上才釋放。而且震波碎石，從發明到實際應用在人體，花了近三十年，因為要反覆實驗出對人體安全但可以震碎結石的能量範圍。

震波碎石雖然不會完全沒有副作用（疼痛、血尿、血腫等等），但它對腎臟的傷害性，一定比開刀小很多。

所以**體外震波碎石成為大部分結石的首選治療方式**。

? 所有結石都可以用體外震波打嗎？

當然沒這麼好康的事！

通常**結石大於 2 公分~2.5 公分，就不能用「龜派氣功」打它**。

因為太大顆的石頭，如果打碎排出，很容易變成「石頭街」（stone street）的狀態；就是碎掉的石頭掉下來，在輸尿管「大塞車」，排成一列，造成輸尿管阻塞。萬一阻塞，就需要用輸尿管鏡處理，或是放置 DJ 導管，甚至 PCN 引流，以減輕腎水腫。

石頭太大，也常可能是感染性結石，如果沒做什麼配套預防措施就直接震波，可能一打就讓細菌通通跑出來，引發敗血症。

除了太大不打以外，尿酸結石，因為 X 光照不到，除非震波機器有配備超音波定位，不然也是不適合用打的。

大致上來說，除非病人體質不適合（凝血異常容易出血、懷孕、過度肥胖等等），不然體外震波的確是有效又安全的結石處理方式。

（感謝 Dornier 公司的發明，造福了無數的結石病人！）

有趣的是，除了打結石，現在震波還應用在更多的治療，例如：骨科的筋膜炎、促進骨折癒合，心肌梗塞的血管新生；另外，它還可以用來「打鳥」，幫助海綿體血管新生，改善男性勃起功能，可以說是妙用無窮！

接下來，鳥博士用一張體外震波的完整圖，讓你一目了然它的震石方式及優缺點。看完這張圖之後，相信你對體外震波碎石法就能有一個大致完整的概念了。

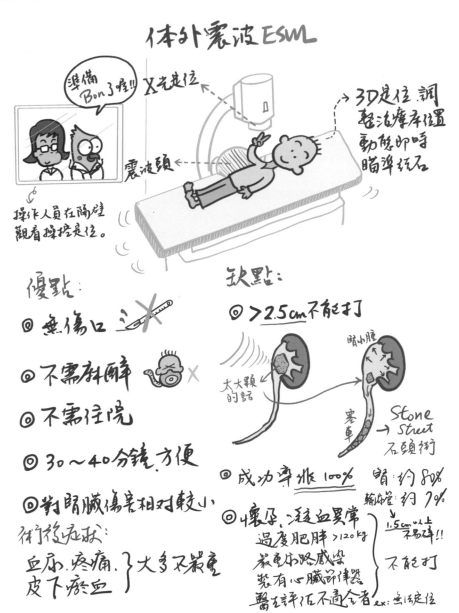

体外震波 ESWL

準備 Bon 了喔!!

X光定位

震波頭

操作人員在隔壁觀看操控定位。

→ 3D定位 調整治療床位置 動態即時 瞄準結石

優點:
◎ 無傷口
◎ 不需麻醉
◎ 不需住院
◎ 30～40分鐘 方便
◎ 對腎臟傷害相對較小

術後症狀:
血尿、疼痛、皮下瘀血 } 大多不嚴重

缺點:
◎ >2.5cm 不能打

太大顆的話

塞車

瞄小腸

Stone Street 石頭街

◎ 成功率排 100%   腎:約80%
輸尿管:約7%
↓
1.5cm以上不易碎!!

◎ 懷孕、凝血異常
過度肥胖 >120kg
敗血症 路感染
裝有心臟節律器
醫生評估不適合者 ex:無法定位
不能打

享健康 *010*

怪醫鳥博士的泌尿醫學院
36道你一定要知道的常見泌尿問題（Q版插畫圖解）

趣味漫畫＋詼諧文字，一本一目了然的醫學書。

作　　者	Dr. Bird 詹皓凱
顧　　問	曾文旭
統　　籌	陳逸祺
編輯總監	耿文國
主　　編	陳蕙芳
執行編輯	翁芯俐
插圖設計	Dr. Bird 詹皓凱
內文排版	吳若瑄
封面設計	吳若瑄
法律顧問	北辰著作權事務所

印　　製	世和印製企業有限公司
初　　版	2020年10月
出　　版	凱信企業集團－凱信企業管理顧問有限公司
電　　話	（02）2773-6566
傳　　真	（02）2778-1033
地　　址	106 台北市大安區忠孝東路四段218之4號12樓
信　　箱	kaihsinbooks@gmail.com

| 定　　價 | 新台幣 360 元 / 港幣 120 元 |
| 產品內容 | 1 書 |

總 經 銷	采舍國際有限公司
地　　址	235 新北市中和區中山路二段366巷10號3樓
電　　話	（02）8245-8786
傳　　真	（02）8245-8718

國家圖書館出版品預行編目資料

怪醫鳥博士的泌尿醫學院:36道你一定要知
道的常見泌尿問題（Q版插畫圖解）/ Dr.
Bird 詹皓凱著. -- 初版. -- 臺北市：凱信企
管顧問, 2020.10
　面；　公分
ISBN 978-986-99393-2-4(平裝)

1.泌尿生殖系統疾病

415.8　　　　　　　　　　　　109013550

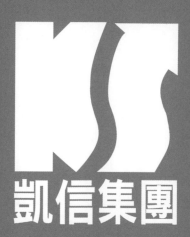

凱信集團

用對的方法充實自己，
讓人生變得更美好！

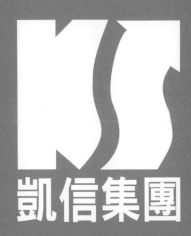

凱信集團

用對的方法充實自己，
讓人生變得更美好！